Hilfe mit der **Mitochondrientherapie**

Dr. Bodo Kuklinski + Dr. Anja Schemionek

DIABETES TYP 2

Ursachen verstehen – erfolgreich behandeln

AURUM

Hilfe mit der Mitochondrientherapie

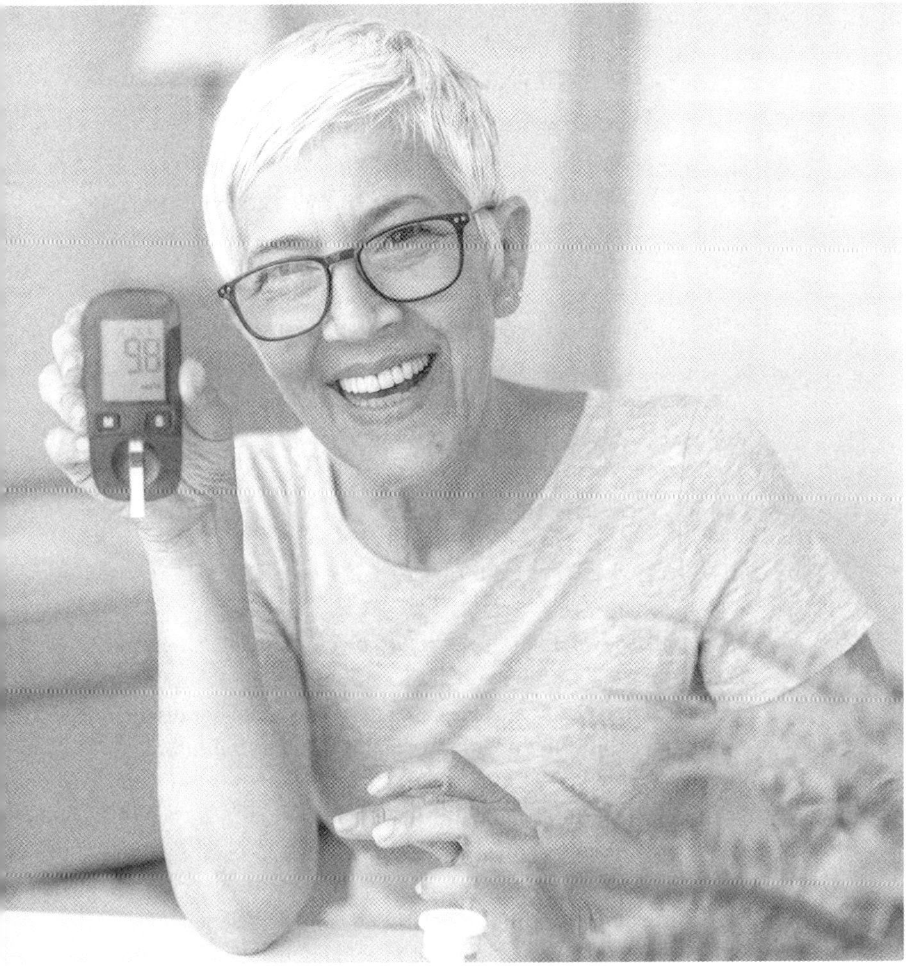

Dr. Bodo Kuklinski + Dr. Anja Schemionek

DIABETES TYP 2

Ursachen verstehen – erfolgreich behandeln

AURUM

Dr. B. Kuklinski + Dr. A. Schemionek

Diabetes Typ 2

Ursachen verstehen – erfolgreich behandeln

info@kamphausen.media

Gestaltung: Kerstin Fiebig · ad department · Bielefeld
Titelfoto: Dragana Gordic (shutterstock)
Abbildungen (alle iStock):
Seite 14: Pikovit44 · Seite 27: eranicle + Jian Fan

Druck & Verarbeitung: Westermann Druck · Zwickau

www.kamphausen.media
1. Auflage 2022

Bibliografische Information der Deutschen Nationalbibliothek
Die Deutsche Nationalbibliothek verzeichnet diese Publikation in der Deutschen Nationalbibliografie; detaillierte bibliografische Daten sind im Internet über https://portal.dnb.de/ abrufbar.

Print ISBN 978-3-95883-589-4
E-Book ISBN 978-3-95883-590-0

WICHTIGER HINWEIS

Die in diesem Buch enthaltenen Informationen über Therapien und Behandlungen resultieren aus der langjährigen ärztlichen Erfahrung von Dr. Bodo Kuklinski. Jeder Leser und jede Leserin sollten verantwortlich und für die eigene Situation angemessen damit umgehen. Niemand sollte alleine und ohne die Betreuung eines erfahrenen Therapeuten die Therapie einer Erkrankung betreiben! Verlag und Autoren haben gewissenhaft an diesem Buch gearbeitet, dennoch können Fehler oder Unrichtigkeiten nicht ausgeschlossen werden. Weder Verlag noch Autoren übernehmen die Haftung für etwaige Schäden, die durch die Umsetzung der Buchinhalte entstehen konnten. Jeder Leser und jede Leserin handeln dabei in eigener Verantwortung.

VORWORT

Sie sind Diabetiker*in Typ 2? Sicherlich haben Sie schon einiges über Ihre Erkrankung gehört, ob von Ihrem Arzt oder Ihrer Ärztin, bei einer Diabetes-Schulung, in der Apotheke oder im Rahmen einer Ernährungsberatung. Überall hören Sie zudem wahrscheinlich oft: »Sie haben Diabetes, weil Sie übergewichtig sind. Sie müssen dringend abnehmen.« Leichter gesagt als getan. Das würden Sie ja gern – doch es klappt einfach nicht. Und wenn doch ein paar Kilos purzeln, dann nur mit viel, viel Hungergefühl, verschlossenem Kühlschrank, nächtlichen Essensträumen und häufig extrem schlechter Laune. Doch die verlorenen Pfunde sind schnell wieder da, sobald Sie Ihr Essen wieder normalisieren. Die Kilos kleben an Ihnen und lassen sich nur sehr schwer vertreiben. Damit stehen Sie absolut nicht allein. Das geht leider sehr vielen Diabetiker*innen so. Und das ist nicht Ihre Schuld.

Sie sind nicht übergewichtig, weil Sie sich – wie Betroffenen gern unterstellt wird – nicht zusammenreißen können oder nicht nein sagen können ... Nein, Sie haben »unsichtbare Probleme«, die Sie immer dicker werden lassen. Probleme, die sich langsam herangeschlichen und dann immer stärker aufgebaut haben. Wahrscheinlich haben Sie das selbst gar nicht bemerkt und wissen womöglich gar nicht, dass Sie – wenn diese unsichtbaren Probleme nicht wären – schlank sein und sich viel besser fühlen könnten.

Niemand ist gern übergewichtig, denn das ist anstrengend. Sie müssen die vielen Pfunde überall mit hinnehmen und herumschleppen. Treppe rauf und runter, bergauf, bergab. Sie müssen größere Kleidung kaufen, die manchmal auch teurer ist. Die Kleidung verschleißt schneller, weil sie an vielen Stellen des Körpers reibt, das strapaziert den Stoff bis hin zum Reißen. Auch Schuhe gehen schneller kaputt, denn durch das höhere Gewicht werden sie schneller zertreten. Und Sie brauchen öfter eine neue Matratze, weil Sie diese schneller durchliegen. Die Liste ließe sich beliebig verlängern.

Hinzu kommen noch ganz andere Dinge: Sie können sich schlechter bewegen, durch Ihren großen Körperumfang kommen Sie an manches einfach nicht mehr heran – dazu gehören z. B. oft die eigenen Füße, die aber gleichzeitig mehr Pflege benötigen durch das hohe Gewicht, das sie tragen müssen. Und nicht zuletzt gibt es da die vielen, vielen gesundheitlichen und auch psychischen Folgen – Gicht, Krebs, Rheuma, Arthrose, Depressionen und mehr kommen bei Übergewichtigen viel häufiger vor als bei Normalgewichtigen. Also: Übergewicht hat niemand gern, und es hat niemand absichtlich zu viele Kilos. Übergewicht entsteht meist schleichend über Jahre. Es geschieht, weil Ihre unsichtbaren Probleme da sind: falsche Abläufe in den Körperzellen, die hohe Hürden aufbauen und Sie daran hindern, Ihr Gewicht zu halten oder es wieder zu reduzieren.

Ihr Übergewicht ist also nicht die Ursache für Ihren Diabetes. Ihr Übergewicht ist eher eine Folge der falschen Abläufe. Und da schlummert auch schon die Lösung! Wenn Sie wissen, was falsch läuft und gezielt dagegen vorgehen, nehmen Sie ab und verlieren höchstwahrscheinlich auch Ihren Diabetes Typ 2. Woran es genau liegt, und wie das mit dem Abnehmen besser klappt, erfahren Sie in diesem Buch. Hier bekommen Sie Unterstützung und viele Informationen, welche Möglichkeiten es neben Tabletteneinnahme, Insulin spritzen und Essensverzicht noch gibt, um aus Ihrer schlechten Situation herauszukommen.

Wir haben viele Patient*Innen mit Diabetes mellitus Typ 2 behandelt. Meist waren sie eingestellt auf Metformin und Insulin. Bei manchen reichten Kleinigkeiten aus, um die Blutzuckerwerte zu normalisieren und das Körpergewicht zu verringern. Manche brauchten etwas mehr. Aber vor allem konnten bei den meisten nach einiger Zeit die Medikamente abgesetzt werden – alle. Lassen Sie sich davon anspornen und versuchen Sie es! Lesen Sie dieses Buch und finden Sie damit den Ausweg aus Ihrer schlechten und frustrierenden Gesundheitslage.

Am besten sprechen Sie mit Ihren Therapeut*innen darüber, dass Sie jetzt mal einen anderen Versuch starten wollen als die bisher üblichen Hardcore-Diäten. Sie wollen die wahren Ursachen Ihres Gewichtes und Ihrer Erkrankung verstehen und beseitigen! Wie Sie bei dem Gespräch vielleicht vorgehen könnten, welche Argumente Sie nutzen können und welche Informationen für Therapeut*innen wichtig sein können, darüber erfahren Sie etwas am Ende dieses Buches.

DIE URSACHEN DER »ZUCKERKRANKHEIT«

»Ich habe Zucker!« Einen Satz, den man oft von Typ-2-Diabetiker*innen hört. Doch was meint »Zucker« hier eigentlich genau? Zucker, das ist nicht nur der gängige Haushaltszucker, mit dem Sie Kuchen, Kekse oder Desserts süßen. Zucker kann auch Traubenzucker sein, Fruchtzucker oder Milchzucker. Und es gibt noch viele andere Sorten. Alle diese Zucker schmecken mehr oder weniger süß und sie können den Körperzellen Energie liefern. Im Körper spielen sie dabei unterschiedliche Rollen, doch dazu kommen wir später. Nutzt ein Mensch Zucker für seine Energiegewinnung, entsteht das Gas Kohlendioxid, CO_2 – ja, genau, der Klimakiller! –, das ausgeatmet wird. Allerdings sind die CO_2-Mengen in der Ausatemluft im Vergleich zu den Mengen, die der Mensch durch die Verbrennung von Benzin, Heizöl, Holz etc. produziert, verschwindend gering. Also: Atmen Sie bitte unbedingt weiter! Weil die Vorgänge der menschlichen Energiegewinnung aus Zucker und der Verbrennung von Holz etc. so ähnlich sind, spricht man manchmal auch davon, der Mensch würde Kalorien oder eben Zucker »verbrennen«. Tatsächlich brennt es aber natürlich nicht wirklich im Körper.

Wenn Diabetiker sagen »Ich habe Zucker!«, heißt das, dass ihr Blut fast immer mehr Traubenzucker enthält als es sollte. Der wissenschaftliche Name für Traubenzucker ist Glukose. Zu viel Glukose im Blut stammt zum einen vom Essen. Wer viel Backwaren, Pasta, Reis, Süßigkeiten, Softdrinks etc. isst oder trinkt, in dessen Verdauungstrakt muss das alles abgebaut werden. Die vorher in diesen Lebensmitteln reichlich enthaltene Glukose gelangt dadurch aus dem Darm ins Blut. Das allein ist aber nur die halbe Wahrheit. Bei Gesunden läuft es so, dass die Glukose im Blut recht schnell in die Zellen der Organe gelangt. Die Folge: Der Blutzucker steigt nicht übermäßig stark an und bleibt vor allem auch nicht lange hoch. Damit die Glukose in die Zellen gelangen kann, ist Insulin notwendig.

Diabetes Typ 1 – eine ähnliche, aber doch andere Krankheit
Beim Diabetes mellitus Typ 1 ist die Krankheitsentstehung eine andere. Wer von Diabetes Typ 1 betroffen ist, hat eine Autoimmunerkrankung: Der Körper zerstört dadurch die Zellen seiner Bauchspeicheldrüse selbst. Die Folge ist, dass irgendwann gar kein Insulin mehr gebildet werden kann. Die Zellen der Bauchspeicheldrüse können nicht nachwachsen und wieder heilen. Typ-1-Diabetiker müssen daher Insulin spritzen oder eine Insulinpumpe tragen, die ihnen automatisch das Hormon zur Verfügung stellt. Sie müssen auch regelmäßig mehrfach am Tag ihren Blutzucker überprüfen, denn es kann zu erheblichen Schwankungen kommen. Bei ihnen kann der Blutzucker sehr stark absinken, so stark, dass es lebensgefährlich wird. Bei Typ-2-Diabetes kommt das normalerweise nur dann vor, wenn zu viel Insulin gespritzt oder eine zu hohe Dosis Medikamente eingenommen wird.

DIE ZELLEN HABEN HUNGER!

Insulin ist ein Hormon, das den Weg der Glukose aus dem Blut heraus in die Zellen freimacht, genau wie ein Schlüssel eine Tür öffnen kann. Bei Diabetiker*innen wird die Glukose aus dem Blut jedoch nur sehr schlecht aufgenommen. Das liegt daran, dass es bei ihnen ein Problem mit dem Insulin gibt: Die Zellen machen es dem »Schlüssel« Insulin besonders schwer, die Tür zu öffnen. Als Folge bildet der Körper mehr und mehr Insulin, weil sich nach wie vor zu viel Glukose im Blut befindet. Doch das ändert leider nicht viel, es bleibt bei einem zu hohen Blutzucker. Die Medizin nennt das Nicht-Reagieren der Zellen auf Insulin *Insulinresistenz*. Sie ist eine Vorstufe des Diabetes Typ 2, ein sogenannter *Prädiabetes*.

Prädiabetes entsteht in etwa so: Das Insulin kommt aus der Bauchspeicheldrüse, ein Organ, das quer im oberen Bauch liegt und sich direkt an den unteren Teil des Magens anschmiegt (s. Abb.1). Wenn immer wieder sehr viel von den oben genannten Lebensmitteln verzehrt wird, erhöht sich der Blutzucker immer wieder stark. Jedes Mal reizt das bestimmte Zellen der Bauchspeicheldrüse, mehr Insulin freizusetzen. Dieses viele Insulin wirkt ständig auf die Zellen der Organe, die an den Blutgefäßen anliegen, damit sie die Glukose durch die Tür lassen können. Aber es verhält sich wie mit einem Türsteher, der ständig genervt wird: Er wird irgendwann taub für das Bitten und Betteln um Einlass. Also überhört er es und macht nicht mehr auf. Und genau das passiert – die Zellen lassen sich nicht mehr richtig mit dem Schlüssel Insulin öffnen, die Insulinresistenz ist da. Die Glukose bleibt weiterhin im Blut und der Blutzucker ist erhöht.

HOMA-Index

Messbar ist eine Insulinresistenz mit dem sogenannten HOMA-Index. Dabei wird nüchtern der Insulin- und der Zuckerspiegel im Blut bestimmt und miteinander verrechnet. Das Ergebnis zeigt, ob bereits eine Vorstufe des Diabetes vorliegt.

HOMA-Index = Nüchtern-Insulin × Nüchtern-Blutzucker/22,5

Ergebnis:

‹ 2: normal,

› 2: Hinweis auf Insulinresistenz,

› 2,5: sehr wahrscheinliche Insulinresistenz,

› 5: Typ-2-Diabetes.

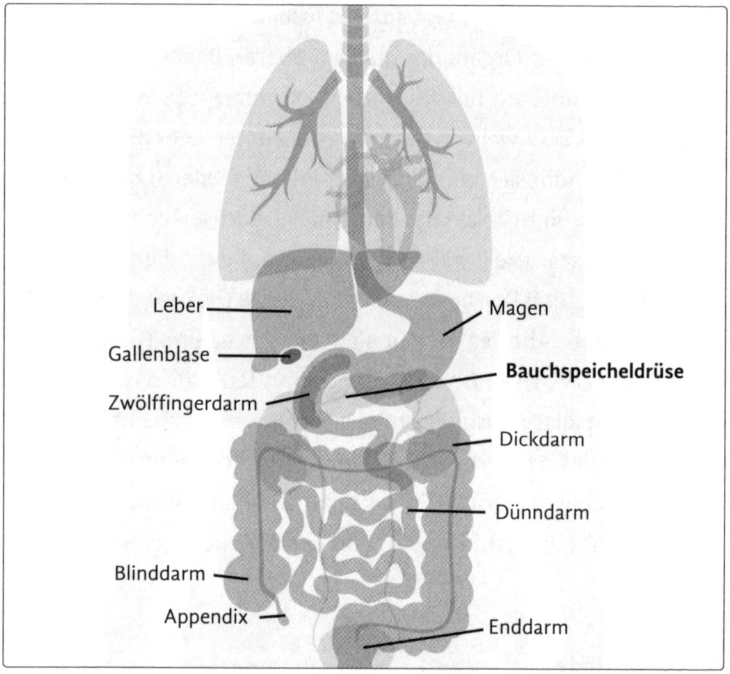

Abb. 1: Die Bauchspeicheldrüse liegt quer im Oberbauch.

Die Folgen dieses tauben Türstehers sind klar: Den Zellen und Organen fehlt die Glukose und mit ihr den Zellen Energie, denn aus Glukose produzieren sie die Energie, die sie für ihre Aufgaben dringend benötigen. So braucht z. B. eine Muskelzelle viel Energie, damit sich ein Muskel bewegen kann, eine Herzzelle, damit das Herz schlägt, und eine Gehirnzelle, damit das Hirn denken kann. Das alles kann aber bei fehlender Glukose in allen Körperzellen nicht mehr richtig ablaufen. Die Zellen haben Hunger! Genau das Gefühl kennt jede*r Diabetiker*in nur zu gut – und das gilt auch für Prädiabetes-Betroffene: die Gier nach Essen, oft nach süßem Essen. Diese Gier kommt daher, dass die Zellen Hunger leiden. Deshalb haben Betroffene tagsüber oft das Gefühl, ständig etwas essen zu müssen, neben den drei Hauptmahlzeiten oft noch mehrere Snacks zwischendurch, insbesondere abends auf dem Sofa. Viele glauben, es sei nur eine schlechte Angewohnheit, das viele Essen nebenbei, aber das stimmt nicht. Es ist der Hunger der Zellen, der sie antreibt. Leider führt das ständige Essen zu noch mehr Insulin im Blut. Die Türsteher werden immer tauber. Hinzu kommt, dass Insulin den Appetit zusätzlich anregt und den Fettabbau im Körper bremst ... Abnehmen? Fehlanzeige! Im Gegenteil! Der viele Zucker wird in Fett umgewandelt und landet schließlich an Hüften, Bauch und irgendwann überall.

Das Gehirn reagiert besonders empfindlich, wenn seine Zellen Energiehunger leiden. Bekommen Gehirnzellen zu wenig Glukose, geraten sie heftig in Stress. Deswegen essen Menschen mit einer Insulinresistenz sehr häufig am Tag. Nachts aber wird es schwierig für den Körper, häufiges Essen ist ja nicht möglich. Betroffene kennen das: Sie schlafen schlecht, haben Albträume, knirschen mit den Zähnen, schnarchen viel, womöglich setzt sogar die Atmung ab und zu aus (Apnoe-Syndrom). Schließlich wachen sie gar mit Herzjagen, Herzstolpern und Schweißausbrüchen auf. Wird dieser Stress überschlafen, sind sie morgens wie gerädert. Oft mögen sie dann erst einmal nichts essen und brauchen lange, bis sie endlich wirklich wach sind, sie haben das Gefühl, als sei in ihrem Gehirn ein Nebel. Denken fällt schwer, alles wird nur sehr langsam angegangen. Aber irgendwann im Verlauf des Vormittags kommt die unbezwingbare Gier nach etwas Süßem erneut wieder. Dann muss etwas zu Essen her und zwar schnell. Wer kann in solch einer Situation ans Abnehmen denken? – Niemand!

Gehirn und Nerven leiden sehr, wenn Glukose fehlt. Dadurch geschädigte Nerven an Füßen, Beinen, Händen, Armen und am Rumpf zeigen sich meist als Ameisenkribbeln und Brennen der Beine, des Rumpfes, der Zunge und oft auch in Form des Restless-Legs-Syndroms (Unruhe in den Beinen). Sie lassen sich mit einer Stimmgabel als eingeschränkte Empfindlichkeit feststellen. Da geschädigte Nervenzellen bestimmte Stoffe verlieren (sogenannte Neuronenspezifische Enolase = NSE) findet man diese dann verstärkt im Blut

LABOR

Die NSE kann als Anzeiger für Nervenschäden im Labor bestimmt werden. Der Normwert liegt bei 1 µg pro Lebensjahrzehnt, maximal jedoch bei 6,0 µg/l. Kinder haben wegen der noch ablaufenden Hirnreifung Werte bis 20 µg/l.

Die Zellen haben Hunger, gleichzeitig steigt der Blutzucker immer mehr in die Höhe. Betroffene essen ja trotzdem immer wieder, und nur wenig Glukose kann das Blut verlassen und in die Zellen gelangen. Das reizt nun wieder die Bauchspeicheldrüsenzellen immer mehr – und die reagieren, wie jeder Mensch reagieren würde, wenn er ständig überfordert wird: Er ist erschöpft, er kann nicht mehr! Genau das passiert: Die Bauchspeicheldrüse ist irgendwann erschöpft. Sie bildet dann immer weniger Insulin, bis sie irgendwann die Produktion ganz einstellt. Und die Folge ist auch hier wiederum: Der Blutzucker bleibt dauerhaft hoch. Zunächst tut das nicht weh. Aber es wird immer mehr gegessen, weil der Zucker ja nicht dort ankommt, wo er hinsoll. Und irgendwann misst mal jemand nach und findet den hohen Blutzucker – und dann ist der Diabetes Typ 2 entdeckt.

DAS FETT AM BAUCH

Jetzt wissen Sie, wieso die Ursache für einen Diabetes in zu viel Zucker, Kuchen, Nudeln, Brot etc. liegen kann. Aber wie ist das eigentlich mit dem Fett am Bauch, das Diabetes entstehen lassen kann? Dieses Fett kommt nicht vom Fett im Essen, sondern es kommt von genau den Lebensmitteln, die auch den Blutzucker hochschnellen lassen. Denn der viele Zucker wird langfristig vom Körper in Fett umgewandelt und überall im Körper abgelagert. Auch recht viel in der Leber. So kann eine Fettleber entstehen, das kann so weit gehen, dass die Hälfte der Leber mit Fett gefüllt ist! Es ist bekannt, dass viel

Fett am Bauch, eine Fettleber und Diabetes Typ 2 häufig gemeinsam vorkommen. Das Risiko, einen Diabetes Typ 2 zu bekommen, steigt, je mehr Bauchfett vorhanden ist. Leider kümmert sich die praktische Medizin aber bisher wenig darum, warum das so passiert und wie man das vielleicht ändern könnte.

Auch das sogenannte *Metabolische Syndrom* entsteht langfristig durch zu viel falsches Essen. Ein Metabolisches Syndrom hat, wer gleichzeitig einen zu hohen Blutzucker, einen zu hohen Blutdruck, zu viele falsche Fette und Cholesterin im Blut und zu viel Fett am Bauch hat. Die Hintergründe, warum diese Symptome so oft zusammen vorkommen, spielen für die Medizin keine Rolle. Dabei gibt es sie, und sie können für eine erfolgreiche Behandlung des Metabolischen Syndroms sehr wertvoll sein! Stattdessen verordnet die Medizin Medikamente, die in der Lage sind, die einzelnen Probleme erst einmal zu verkleinern, so ist es messbar: Der Blutdruck sinkt, das Cholesterin sinkt und der Blutzucker kann ebenfalls sinken. Aber die echten Ursachen für die Probleme, die bei Patient*innen mit Metabolischem Syndrom, Diabetes und einer Fettleber bestehen, die falschen Abläufe in den Zellen, die werden nicht untersucht und also auch nicht behandelt. Wir hoffen, das ändert sich bald – dieses Buch soll dabei helfen.

Warum das Fett am und im Bauch (viszerales Fettgewebe) zentral für die Entwicklung von Diabetes Typ 2 und dem Metabolischen Syndrom ist, liegt daran, dass es nicht einfach nur pures Fett als Speichervorrat für schlechte Zeiten ist. Dieses Bauchfett kann viel mehr: Es bildet Hormone und Entzündungsstoffe. Außerdem verliert es leider mit der Zeit immer mehr seine gesunde Hormonbalance. Es kommt dazu, dass die Hormone, die die Insulinwirkung steigern können und gegen Gefäßverkalkung (Arteriosklerose) und Entzündungen wirken, in den Fettzellen immer mehr verlorengehen.

Das heißt, das Bauchfett fördert Insulinresistenz, Gefäßverkalkung und Entzündungen!

Und noch mehr: Es verliert die Wirkung des Insulins gegen den Fettabbau und setzt verstärkt Fettanteile frei, die sogenannten freien Fettsäuren. Das klingt zwar gut, ist es aber nicht. Denn die freien Fettsäuren machen wiederum den Türöffner Insulin in der Leber und in der Muskulatur immer weniger wirksam. Den Leberzellen fehlt dann Glukose. Das hat ungute Folgen: Denn die Leber ist im Körper wichtig dafür, den Blutzucker in Hungerzeiten normal zu halten. Dafür legt die Leber einen Glukosespeicher (als Glykogen) an und kann Glukose neu bilden (über die sogenannte *Glukoneogenese*). Die Leberzellen haben aber durch die schlechte Wirksamkeit des Insulins zu wenig Glukose. Also »denken« sie, es würde Glukose im Körper fehlen! Und sie reagieren darauf, indem sie noch mehr Glukose bilden und ins Blut schicken! So steigt der Blutzucker noch weiter an. Außerdem transportiert die Leber viel mehr Fette und besonders schlechtes Cholesterin in den Körper und erhöht damit auch noch das Risiko für verstopfte Gefäße (Arteriosklerose).

Cholesterin gilt seit vielen Jahren als eine wesentliche Ursache der Gefäßverkalkung (Arteriosklerose). Deswegen werden von vielen Ärzten Cholesterinsenker verabreicht, wenn der Cholesterinspiegel steigt. Aber jede Zelle braucht Cholesterin dringend, z. B. um ihre äußere Hülle, ihre Membran zu bauen. Nervenzellen brauchen besonders viel davon, denn sie haben sehr viele Membranen, die sie um sich herum aufwickeln. Sie benutzen sie als Isolation, denn in Nervenbahnen fließt ja ein kleiner Strom.

Doch man muss genauer hinschauen, denn es gibt gutes und schlechtes Cholesterin: Cholesterin ist eine Art Fett, das jeder Mensch selbst bildet und das in tierischen Lebensmitteln vorkommt. Essen wir diese, wird das Cholesterin im Darm daraus freigesetzt und gelangt in die Leber. Die Leber bildet dann zwei Transporterarten für Cholesterin: das HDL (High Density Lipoproteine) und das LDL (Low Density Lipoproteine). Das LDL sorgt dafür, dass das Cholesterin aus der Leber in den Körper gebracht wird, es hält das Cholesterin also in den Gefäßen, bis es von Zellen aufgenommen wird. Das

HDL hingegen transportiert das Cholesterin aus dem Körper zurück in die Leber. Deswegen ist das HDL-Cholesterin das gute Cholesterin, denn es kann Cholesterin aus den Blutgefäßen entfernen. Das LDL-Cholesterin jedoch kann der Ausgangspunkt für eine Gefäßverkalkung sein. Und dann gibt es noch das besonders schlechte VLDL-Cholesterin (Very Low Density Lipoproteine), das eine sehr hohe Neigung hat, sich in den Gefäßen anzulagern. Die Wahrheit ist aber auch, dass keine dieser Cholesterinarten allein Probleme macht. Erst wenn Cholesterin ranzig wird (die Wissenschaft sagt, es wird oxidiert), fangen die Probleme an! Die Behandlung gegen Verkalkung in Blutgefäßen sollte also nicht das Cholesterin bekämpfen, sondern die Oxidation! Wie das geht? Das erfahren Sie auf den nächsten Seiten.

WAS PASSIERT IN DEN ZELLEN? ENERGIEGEWINNUNG AUF ABWEGEN

Ist es also schlecht für den Körper, wenn wir Glukose zu uns nehmen? Nein! Er ist auf die Zufuhr von Traubenzucker angewiesen, jede seiner Zellen. Allerdings kommt es auf die Menge an und darauf, was den Zucker bei der Ernährung begleitet. Kommt Zucker als Vollkorn oder in Begleitung anderer Lebensmittel über das Essen in den Körper, ist seine Wirkung nicht so ungünstig. Wenn viel Zucker aber allein in Magen und Darm landet, wie z. B. durch ein zuckerhaltiges Getränk (Softdrink), Süßigkeiten, Backwaren etc., dann rauscht der Blutzucker gnadenlos in die Höhe, bei jedem Menschen und bei Diabetiker*innen ganz besonders. Das kann gefährlich sein. Denn genau dieser hohe Blutzucker und seine großen Schwankungen führen auf lange Sicht zu den sogenannten Folgeschäden beim Diabetes. Jetzt schauen wir uns aber erst einmal an, warum Glukose so wichtig für jede Körperzelle ist.

GLUKOSE IST ENERGIE

Jeder Mensch braucht Energie – für Muskelkraft, Körperwärme, Wachstum, Erholung, Heilung und noch vieles mehr. All dies können wir sehen und fühlen. Was wir nicht sehen oder fühlen können, ist die Arbeit der Körperzellen, die passieren muss, damit Muskeln sich anspannen können, der Körper warm bleibt etc. Diese unsichtbare Arbeit, der Stoffwechsel, ist die Grundlage für alles, und dafür brauchen die Zellen Energie. Mit Glukose gelangt diese in die Zellen. Sollte sie zumindest, denn durch den tauben Türsteher beim Diabetes ist dieser Austausch erschwert, wie Sie bereits wissen. Passiert Glukose den Türsteher und gelangt in die Zellen, muss sie in Energie umgewandelt werden. Das kann auf zwei Arten geschehen: mit oder ohne Sauerstoff. Mit Sauerstoff heißt, wir atmen Sauerstoff (O_2) ein, um letztendlich die Glukose als Energiequelle voll nutzen zu können. Am Ende des Prozesses atmen wir – wie schon berichtet – Kohlendioxid (CO_2) aus. Da diese Vorgänge andauernd in vielen zigtausend Zellen gleichzeitig ablaufen, atmen wir ständig ein und aus. Ohne Sauerstoff kann Glukose nicht vollständig zu CO_2 abgebaut werden.

Grundsätzlich braucht es, um die Energie aus der Glukose herauszuholen, mehrere Phasen: Die erste Phase ist immer gleich, in ihr wird Glukose in zwei Hälften zerteilt und es wird ein wenig Energie auf speziellen Energieüberträgern gespeichert. Diese Phase funktioniert ohne Sauerstoff. Mit Sauerstoff geht es in die zweite Phase. Darin wird jede der Glukosehälften nochmals geteilt, diesmal in je drei Teile. Glukose besteht insgesamt aus sechs Einzelteilen. Diese werden je als Kohlendioxid (CO_2) frei. Außerdem wird die enthaltene Energie zusammen mit Wasserstoff auf vorbereitete Energieüberträger übergeben (auch Wasserstoffüberträger genannt), und ein wenig Energie wird auch für die Zellen direkt gebildet. In der letzten, der dritten Phase wird die Energie aus den beladenen Wasserstoffüberträgern der ersten und zweiten Phase herausgeholt. Dabei wird eine große Menge Energie für die Zellen frei. Hier wird Sauerstoff verbraucht und es entsteht Wasser. In der Wissenschaft heißt die Phase 1 Glykolyse, die Phase 2 Zitronensäurezyklus und die Phase 3 Atmungskette.

Phase	Vorgang		Ergebnis
Phase 1 Glykolyse	Zerteilen von Glukose in zwei Hälften	=	Wenig Energie
Phase 2 Zitronensäure-zyklus	Zerteilen beider Glukosehälften in je drei Teile, dabei entstehen energiereiche Zwischenprodukte (sog. Wasserstoffüberträger), CO2 und …	=	Wenig Energie
Phase 3 Atmungs-kette	Nutzung der energiereichen Wasserstoffüberträger	=	Freisetzen von **viel Energie,** in Verbindung mit Sauerstoff entsteht Wasser

Abb. 2: Die drei Phasen der Energiegewinnung

Sicher haben Sie schon davon gehört: Es wird mit Hochdruck daran geforscht, in Zukunft Wasserstoff für den Antrieb, etwa von Autos, nutzen zu können. Dabei soll es in den Autos zu genau derselben Umsetzung wie in der Phase 3 des Glukoseabbaus kommen: Wasserstoff reagiert mit Sauerstoff aus der Luft und wird zu Wasser, das dann aus dem Auspuff tropft. Dabei wird so viel Energie frei, dass ein Auto damit fahren kann. Diese viele Energie wird in kleinem Maßstab auch in jeder Zelle freigesetzt. Da die viele Energie die Zelle auf einmal jedoch zerstören würde, wird der Abbau auf mehrere Stufen verteilt. In jeder Stufe wird nur ein Teil der Gesamtenergie freigesetzt, so kann die Zelle überleben und die Energie für sich nutzen. Ist es nicht großartig, dass in jeder unserer Zellen ein Vorgang abläuft, präzise und bis ins kleinste Detail optimiert, den unsere Wissenschaft bis heute noch nicht so nachbauen kann, dass sie ihn für sich nutzen kann? Was für eine intelligente Erfinderin ist doch die Natur!

Zurück zur Energiegewinnung unseres Körpers: Ohne Sauerstoff läuft nur die Phase 1 ab, die oben beschriebene Glykolyse. Die Phase 2 kann ohne Sauerstoff nicht mehr stattfinden. Die Glukosehälften werden ohne Sauerstoff nur noch ein bisschen umgebaut und es entsteht Milchsäure, auch Laktat genannt, das war es dann. Das heißt im Klartext: Wenn kein Sauerstoff zur Verfügung steht, kann die Zelle aus der sehr energiereichen Glukose nur wenig Energie gewinnen. Es bleibt die sehr energiereiche Milchsäure (Laktat) übrig, die normalerweise nicht weiter genutzt werden kann. Ausnahmen sind Zellen des Herzens, der Leber und der Nieren, sie können Laktat zurückverwandeln und die darin enthaltene Energie nutzbar machen, indem sie sie dann doch noch in die Phase 2 und 3 mit Sauerstoff einbringen.

Sportler*innen kennen diese Energieversorgungsarten gut: Das aerobe Training mit ausreichend Sauerstoff und das anaerobe Training, bei dem die Muskeln ohne Sauerstoff Energie gewinnen müssen. Genau darum dreht es sich hier: Bei der geringen Energieausnutzung des anaeroben Trainings entsteht Milchsäure (Laktat). Das wissen viele, denn die Milchsäure wurde früher verdächtigt, der

Grund für einen Muskelkater zu sein. Das stimmt aber nicht. Heute weiß man, dass ein Muskelkater durch viele sehr kleine Risse in den Muskeln kommt. Erst wenn die wieder geheilt sind, verschwindet der Muskelkater. Bei der Heilung entzünden sich die Stellen ein bisschen und das löst die Muskelkaterschmerzen aus.

Was ist Energie für die Zellen?

Bisher haben wir immer einfach so über Energie gesprochen. Doch was ist das eigentlich genau? Wir kennen die Energie als Wärme der Sonne, als Benzin im Tank oder als Strom aus der Steckdose. Doch was ist Energie für eine Körperzelle?

Energie in Zellen ist ein Stoff, der Energie in sich trägt, ähnlich wie die Glukose. Glukose setzt beim Zerlegen in ihre Einzelteile ihre Energie frei. Aber nicht so, dass es warm wird, wie durch die Sonne, sondern die Energie wird in einem anderen Stoff gespeichert. Dieser Energiespeicherstoff ist das **ATP** bzw. das **A**denosin**Tri**Phosphat.

Man könnte also sagen, ATP ist ein kleiner Akku, der von der Energie der Glukose aufgeladen werden kann. Mit dieser Aufladung wandert das ATP dann an die Stellen, wo Energie gebraucht wird, und gibt sie dort ab. Durch die Abgabe verändert sich der Akku ATP zum energieärmeren **ADP** (**A**denosin**Di****P**hosphat, es gibt ein Phosphat ab). ADP kann später wieder in der Atmungskette (Phase 3) oder auch an manchen anderen Stellen, an denen Energie frei wird, zu ATP aufgeladen werden. Manchmal, wenn besonders viel Energie bei einer Reaktion gebraucht wird, kann ATP sogar zwei P (Phosphate) abgeben und gleichzeitig besonders viel Energie. Heraus kommt dann **AMP** (**A**denosin**M**ono**P**hosphat). Wenn sehr viel Energie in einer Zelle fehlt, reagieren zwei energiearme ADPs miteinander: Das eine gibt ein Phosphat ab, das andere nimmt eines auf: Heraus kommt ein vollgeladenes ATP, das wieder Energie in den Stoffwechsel einbringen kann, und ein AMP, das komplett abgebaut werden muss. Für diesen Vorgang braucht die Zelle unbedingt ausreichend Magnesium, sonst funktioniert das alles nicht. Und noch etwas: Der Abbau des AMP führt zu Harnsäure. Wer also schon einmal bei einer Blutuntersuchung zu hohe Harnsäurewerte hatte, sollte sich an diese ADP-Umwandlung erinnern und für eine bessere Energieversorgung der Zellen sorgen. Das gilt ganz besonders für Menschen, die älter als 60 Jahre sind, da laufen diese Stoffwechselwege leider nicht mehr optimal ab. Dauerhaft hohe Harnsäurewerte können zu Gicht führen.

ADP + ADP = ATP + AMP bei Energiemangel in der Zelle. ATP kann im Labor bestimmt werden und anzeigen, wie viel Energie in Ihren Zellen steckt. Die Harnsäure-Bestimmung ist eine Standard-Blutuntersuchung und wird meist von den gesetzlichen Krankenkassen bezahlt.

Für jede Zelle ist es also viel besser, die Energienutzung mit Sauerstoff zu wählen, denn dadurch gewinnt sie sehr viel mehr Energie als ohne Sauerstoff. In Zahlen heißt das: Läuft eine Phase 1, die Glykolyse, einmal durch, gewinnt die Zelle zwei bis maximal fünf ATP, wenn sie eine Glukose aufspaltet. Wenn es der Zelle aber mit Sauerstoff gelingt, die gesamte Energienutzung von Phase 1 bis 3 bei einer Glukose ablaufen zu lassen, gewinnt sie mindestens 32 ATP! Oder anders ausgedrückt: Die Energieausbeute mit Sauerstoff kann etwa 16-mal höher sein als ohne. Wenn das kein guter Grund ist, mal vor der Tür frische Luft schnappen zu gehen! Denn das dürfte jetzt klar sein: Frische Luft mit Sauerstoff einzuatmen, bringt uns sofort die Möglichkeit für einen Energiekick. Denn jeder Mensch – egal, ob gesund oder krank – braucht ATP-Energie und zwar jeden Tag in etwa so viel, wie er selbst wiegt! Weil er so viel davon braucht, kann er keinen ausreichenden ATP-Speicher anlegen. ATP muss daher ständig neu produziert werden, in jeder Zelle, jeden Tag, jede Stunde, jede Minute, jede Sekunde. Nur wenn das gut läuft, kann der Mensch fit und gesund sein bzw. es wieder werden.

ZELLEN, MITOCHONDRIEN UND GLUKOSEVERWERTUNG

Bisher haben wir immer von Zellen geschrieben, ohne genau darauf einzugehen, was das eigentlich ist. Das wollen wir jetzt nachholen: Eine Zelle ist die kleinste lebende Einheit in einem Lebewesen, einem Organ oder Gewebe. Jede einzelne Zelle ist in der Lage zu wachsen, Stoffwechsel zu betreiben und ggf. sich zu teilen, also sich zu vermehren. Daher ist es auch möglich, ein klitzekleines Stück eines Gewebes (z. B. ein Stück Haut) im Labor unter bestimmten Bedingungen am Leben zu erhalten und sogar dazu zu bringen, das es wächst. Bei heftigen Verbrennungen wird das in der Medizin bereits genutzt. Betroffenen entnimmt man ein Stück ihrer Haut, im Labor lässt man es wachsen, und so vergrößert wird es dann auf die zerstörte Stelle aufgepflanzt.

Jede lebendige Zelle ist von einer dünnen Membran umgeben, einer Art sehr dünner Außenhaut. Diese Membran ist so aufgebaut, dass sie die Zelle nach außen abschirmen kann, aber bestimmte Dinge trotzdem kontrolliert durchlässt. Denn die Membran enthält auch Transporter, die z. B. Zucker in die Zelle hineinlassen, wie wir es schon mit dem Türsteher beschrieben haben. Bei Muskel- und Fettzellen heißt der Transporter für Glukose GLUT4. Steht Insulin zur Verfügung, lässt GLUT4 bei Gesunden den Zucker in die Zelle. Solche Transporter gibt es auch für viele andere Stoffe.

Innerhalb der Außenmembran befindet sich das Zellinnere, auch Zellplasma oder Zytoplasma genannt. In dieser gelartigen Flüssigkeit finden sehr viele chemische Reaktionen statt, der sogenannte

Zellstoffwechsel. Dazu gehört auch die Phase 1 der Glukoseverwertung, die Glykolyse. Sie läuft komplett im Zellplasma ab. Es gibt aber auch Reaktionen, die können nicht im Zellplasma ablaufen, denn sie würden von der Umgebung oder von anderen Reaktionen gestört. Solche Stoffwechselwege hat die Zelle abgetrennt. Sie hat sozusagen dafür einen kleinen Raum in sich selbst geschaffen. Den hat sie wiederum mit einer Membran abgegrenzt. So können darin ungestört jene empfindlicheren Stoffwechselprozesse vonstattengehen.

Ein solcher Extraraum in Zellen sind z. B. die **Mitochondrien**, die wir ab jetzt der Einfachheit halber als **Mitos** bezeichnen. Sie sind eben von jener Membran umgeben, die sie nach außen vom Zellplasma trennt. Diese Trennmembran ist glatt. Direkt darunter liegt in den Mitos eine weitere Membran. Sie ist sehr stark aufgefaltet. So stark, dass sie mit sich selbst kleine Stapel bildet. Dadurch wird ihre Membranfläche viel größer als bei einer glatten Membran. Und das hat seinen Grund, denn in der inneren, aufgefalteten Membran finden wichtige chemische Reaktionen statt, und zwar sehr viele: Hier läuft die Atmungskette, also die Phase 3 der Glukoseverwertung ab, die Phase mit der meisten freiwerdenden Energie. An der inneren Membran aller Mitos entsteht das ATP, von dem jeder Mensch jeden Tag die Menge von etwa dem eigenen Körpergewicht braucht. Daher enthält ein Mito nicht nur eine, sondern etwa 10.000 Atmungsketten (Phase 3), die in der inneren Membran sitzen.

Eine Zelle enthält ca. 1.000 Mitos. Der Körper besteht aus ca. zwei Billionen Zellen (2.000.000.000.000). Unser Körper verfügt also in etwa über 10.000 x 1.000 x 2.000.000.000.000 = 20 x 10^{18} Atmungsketten. Und die laufen alle und ständig gleichzeitig ab und produzieren am Ende ATP.

Im Inneren eines Mitos, innerhalb der stark aufgefalteten Membran, liegt eine ähnliche, gelartige Flüssigkeit wie die des Zellplasmas. Weil sie im Innern des Mitos liegt, wird sie Mitochondrien-Matrix genannt. Darin laufen ebenfalls viele chemische Reaktionen ab, z. B. die Phase 2 der Energieverwertung aus Glukose, der Zitronensäurezyklus.

Mitos sind zentral, wenn es um eine hohe Ausbeute an Energie aus Glukose geht. Deshalb werden sie auch die »Kraftwerke der Zellen« genannt.

Und ausgerechnet mit den Mitos haben Diabetiker ein Problem, wie auch Menschen mit Metabolischem Syndrom, Übergewicht und Adipositas und viele andere Menschen mit anderen Erkrankungen auch!

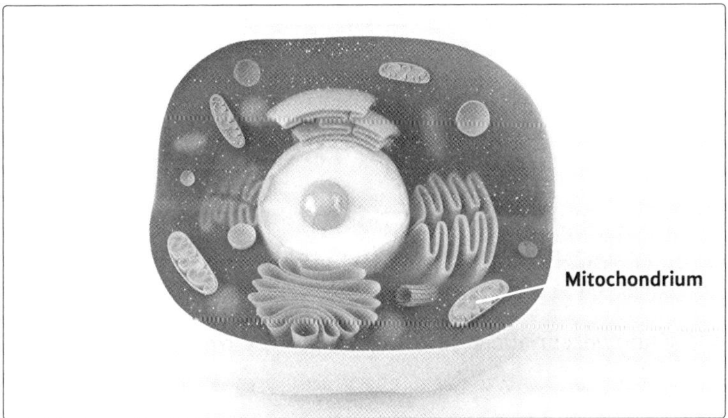

Abb. 3: Eine Zelle mit Mitochondrien (markiert)

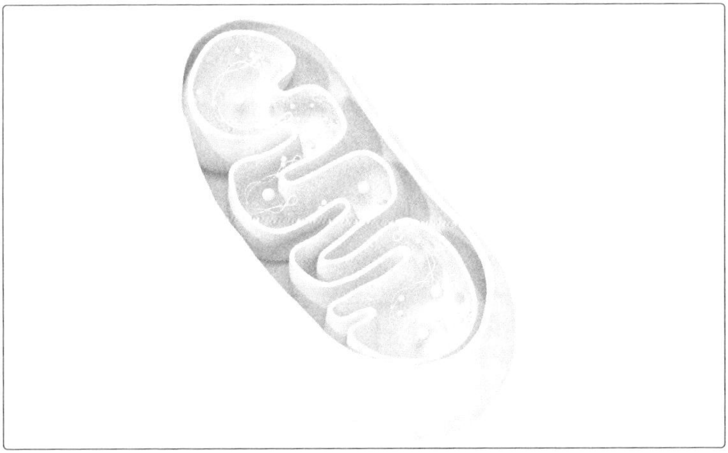

Abb. 4: Mitochondrien haben glatte Außen- und stark gefaltete Innen-Membranen

Fast jede Zelle hat diese Mito-Kraftwerke. Eine Ausnahme sind die roten Blutkörperchen, die Erythrozyten. Sie sind die Sauerstofftransporter im Blut. Damit sie den Sauerstoff im Körper an jede Stelle transportieren können, müssen sie sich sehr klein machen können, um auch durch ganz kleine Blutgefäße (Kapillare) hindurchzupassen. Daher verzichten sie auf alles, was ihnen dabei hinderlich wäre. Sie haben auch keinen Zellkern, den sonst jede Zelle hat. Außerdem müssen sie besondere Vorkehrungen für sich selbst treffen, denn ihr Transportgut Sauerstoff kann für die Erythrozyten selbst gefährlich sein. Das sind die Hintergründe, warum diese Blutzellen bei ihrer Entwicklung zum fertigen roten Blutkörperchen auch die Mitos in sich entfernen.

PROBLEM: DER ABGEBREMSTE ZWISCHENSCHRITT DER GLYKOLYSE

Wie schon beschrieben, besteht die optimale Nutzung der Glukose als Energielieferantin der Zellen aus drei Phasen: Glykolyse, Zitronensäurezyklus und Atmungskette. Die Glykolyse als erste Phase läuft im Zellplasma ab, also in der gelartigen Flüssigkeit im Zellinneren. Dabei wird Glukose, die aus sechs zusammenhängenden Teilen besteht, in zwei Hälften geteilt, die dann je aus drei zusammenhängenden Teilen aufgebaut sind. Diese Hälften nennt man Brenztraubensäure oder Pyruvat. Man kann sich den Abbau vorstellen wie eine Perlenkette, die zerschnitten wird:

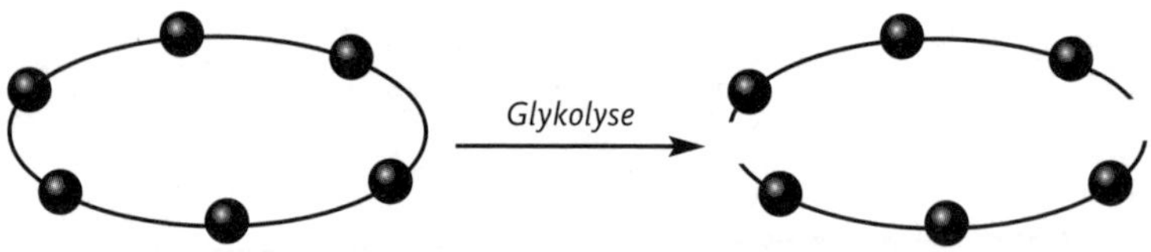

Abb 5: Die Phase 1 [Glykolyse]

Die weiteren beiden Phasen des Glukoseabbaus laufen innerhalb der Mitos ab. Das bedeutet, dass das Pyruvat zuerst ins Innere der Mitos transportiert werden muss, also durch beide Mito-Membranen hindurch, die äußere glatte und die innere aufgefaltete Membran. Im Inneren angekommen, soll das Pyruvat dann in die Phase 2, also den Zitronensäurezyklus, eintreten. Dafür muss es aber nochmals verändert werden.

Über diesen Zwischenschritt haben wir bisher nichts gesagt. Denn es ist wirklich nur ein kleiner Schritt, der da noch gemacht werden muss. Aber es ist ein immens wichtiger Schritt! Dabei wird Pyruvat noch mal etwas verkürzt, nämlich um eine »Perle«. Es wird dadurch also zu einer nur noch zweiteiligen »Perlenkette«. Außerdem findet eine Aktivierung dieser Zweierkette statt. Nur wenn es diese kurze Zweierkette in aktivierter Form gibt, kann es mit der Energiegewinnung der Zelle weitergehen. Dieser bedeutende Schritt ist das Nadelöhr in der Energiegewinnung aus Glukose mit Sauerstoff. Wenn er aus irgendwelchen Gründen nicht oder nur in geringem Maß stattfinden kann, bremst das die Energiegewinnung mit Sauerstoff in den Mitos aus – auch wenn genug Sauerstoff vorliegt!

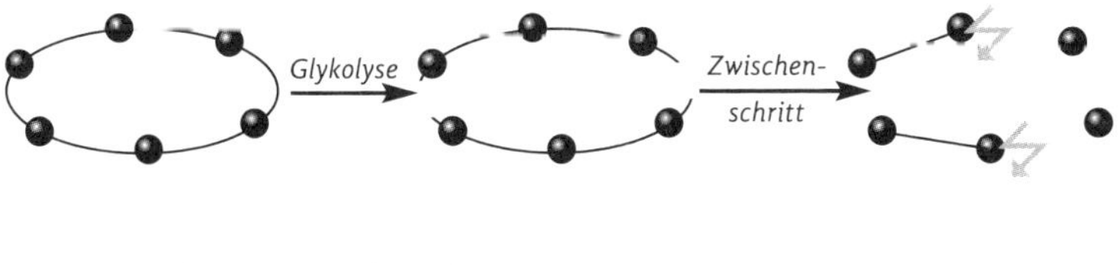

Abb. 6: Glykolyse mit Zwischenschritt

Findet dieser Schritt nicht statt, kann nur die wenige Energie der ersten Phase, der Glykolyse, gewonnen werden. Dann leiden die Zellen und mit ihnen die Organe und der gesamte Mensch unter Energiemangel. Die Folge: Er wird mit der Zeit immer müder und schlapper, kann sich nichts mehr merken und hat irgendwann zu nichts mehr richtig Lust. Auch nicht mehr zum Rausgehen und Luftschnappen – Sauerstoff tanken. Und schon wird es noch schlimmer, weil zusätzlich die noch funktionierenden Atmungsketten in den Mitos behindert werden. Ein Teufelskreis!

Genau das ist das große Problem von Diabetiker*innen – und auch das von Menschen mit Metabolischem Syndrom, Übergewicht und Adipositas: dieser ausgebremste Zwischenschritt. Wird dieses Problem nicht erkannt und beseitigt, können Betroffene nicht gesund werden – im Gegenteil, sie werden immer kränker. Denn dieses Problem behindert nicht nur die Energiegewinnung, es behindert auch massiv das Abnehmen. Auf lange Sicht fördert es weitere Krankheiten. In diesem kleinen, wichtigen Schritt zwischen Phase 1 und Phase 2 kann also ein großes Problem liegen. Aber wer das weiß, ist klar im Vorteil: Er kann passende Lösungen suchen und finden (mehr ab S. 72)!

Doch woher kommt dieses Problem? Warum läuft dieser Zwischenschritt nicht genauso einfach ab wie die Schritte davor und danach? Um das zu beantworten, müssen wir erst einmal schauen, was bei diesem Zwischenschritt genau passiert. Denn diese vermeintlich kleine Veränderung des Pyruvats ist ein ganz besonderer Vorgang und leider sehr anfällig für Störungen – ein »Sensibelchen« sozusagen.

DIE REGULATION DES PDH-KOMPLEXES

Die allermeisten Umsetzungen, die in einer Zelle stattfinden, erledigen spezielle Werkzeuge, sogenannte *Enzyme*. Bei Enzymen handelt es sich um Eiweiße (auch Proteine genannt), die die Körperzellen selbst herstellen können und die eine spezielle Form und Funktion haben. Die Form ist exakt so, dass sie die Substanz, die sie umsetzen sollen, z. B. eine Glukose, passend in sich aufnehmen können. Und die spezielle Funktion heißt, dass dieses Enzym genau die Substanz, die so gut in seine Form passt, exakt an einer bestimmten Stelle verändern kann. In der Wissenschaft wird diese Stelle des Enzyms, an der die Substanz gut passt und verändert wird, als aktives Zentrum bezeichnet. Das Enzym ist sozusagen das exakt passende Werkzeug, das genau für diese Substanz und genau für diese eine Veränderung unbedingt gebraucht wird. Ohne das spezielle Enzym geht es nicht. Es ist ein bisschen wie ein Ticket, dass in einen Fahrkartenautomaten gesteckt wird. In den Schlitz (entspräche dem aktiven Zentrum) passt das Ticket genau rein, es wird abgestempelt – also verändert – und kommt dann in der veränderten Form aus dem Automaten wieder heraus.

Oft ist es allerdings so, dass ein Enzym die spezielle Veränderung mit der Substanz in beide Richtungen ausführen kann. In dem Ticket-Beispiel würde das bedeuten, dass der Automat zum einen das Ticket abstempeln könnte, zum anderen könnte er dann aber auch von einem abgestempelten Ticket den Stempelabdruck wieder entfernen und das Ticket wäre wie vorher. Manche Enzyme können das jedoch nicht – da geht es nur in eine Richtung.

Weil das Binden und Verändern durch ein Enzym immer ganz speziell ist, werden Enzyme meist danach benannt, was sie umsetzen, und manchmal auch, wie sie es tun. Und damit man sie am Namen direkt als Enzym erkennen kann, erhalten sie noch die Wortendung -ase. Das Enzym, das den wichtigen Zwischenschritt zwischen Glykolyse und Zitronensäurezyklus bewerkstelligt, heißt deshalb **Pyruvat-Dehydrogenase**, abgekürzt **PDH**. Doch die PDH steht nicht allein. Sie ist Bestandteil eines großen Enzymkomplexes, der für diese Umsetzung immer zusammen in Erscheinung tritt. In diesem **PDH-Komplex** sind noch zwei andere Enzyme enthalten, die mit der PDH zusammenarbeiten: Das eine (PDHE2) ist dafür verantwortlich, die Zweierkette zu aktivieren, das andere (PDHE3) bindet die Energie des Vorganges in beladenen Wasserstoffüberträgern, damit sie später in der Atmungskette genutzt werden kann. Alle drei Enzyme sind außerdem immer in mehrfacher Ausführung in einem PDH-Komplex. Das macht ihn sehr groß. Aber so kann in ihm eine große Menge Pyruvate zeitgleich aktiviert und zu Zweierketten verändert werden. Die Wissenschaft nennt die aktivierte Zweierkette übrigens **Acetyl-Coenzym A** oder kurz **Acetyl-CoA**. Dabei steht die Bezeichnung Acetyl- für die zwei Perlen und das CoA für die Aktivierung.

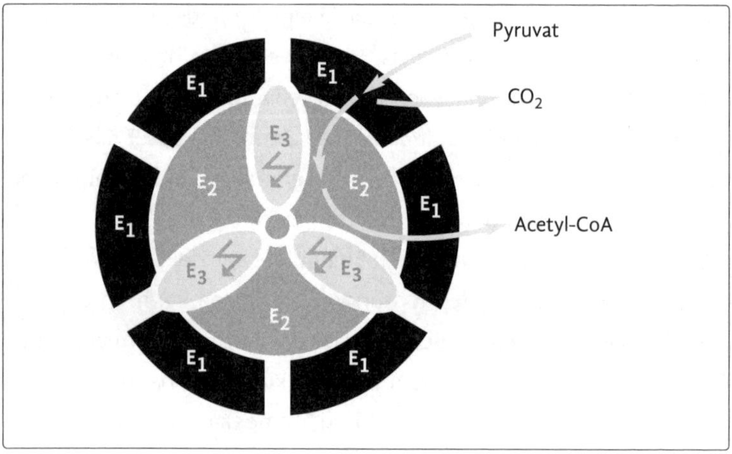

Abb. 7: Der PDH-Komplex für den Zwischenschritt

Dieser große PDH-Komplex kann also viel leisten, damit die Körperzellen – und damit der Körper – genug Energie zur Verfügung haben. Aber er ist auch eine wichtige Schaltzentrale der Zellen. Am PDH-Komplex entscheidet sich, ob die Zellen mit oder ohne Sauerstoff Glukose verwerten. Ist der PDH-Komplex inaktiv, läuft nur die Phase 1 ab. Die Glukose wird über Pyruvat zu Milchsäure abgebaut und es wird nur wenig Energie gewonnen. Bei aktivem PDH-Komplex hingegen wird Pyruvat zur Zweierkette und die geht in Phase 2 und schließlich auch 3 (Atmungskette), um am Ende die maximal mögliche Energie aus der Glukose herauszuholen. Damit der PDH-Komplex diese Schaltzentrale sein kann, gibt es viele Dinge, die ihn aktivieren oder deaktivieren. Die Wissenschaft spricht hier von der **Regulation** des PDH-Komplexes. Die schnellste Regulation ist z. B. das Ergebnis der Umsetzung selbst. Liegt viel vom Acetyl-CoA oder von beladenen Wasserstoffüberträgern vor, schaltet das den PDH-Komplex auf inaktiv. Das ist sinnvoll, denn warum sollte noch mehr Energie erzeugt werden, wenn schon so viel da ist? Aber es gibt auch viele andere Dinge, die auf diesen sensiblen Komplex einwirken. Die folgende Tabelle stellt einige davon zusammen:

Der PDH-Komplex wird ... *

... aktiviert und es wird die volle Energie erzeugt durch	**... inaktiviert und es wird nur wenig Energie erzeugt durch**
hohe Mengen energiearmer Stoffe wie ADP oder unbeladene Wasserstoffüberträger	hohe Mengen energiereicher Stoffe wie ATP oder beladene Wasserstoffüberträger
Pyruvat	Acetyl-CoA (aktivierte Zweierkette)
Vitamin B_1 (Thiamin)	Vitamin-B_1-Mangel
alpha-Liponsäure (Thioctsäure)	Vitamin-B_6-Überdosierung
Calcium	Zink
Magnesium	erhöhte Milchsäure/Übersäuerung
Hunger/Fasten	hohe Kohlenhydratzufuhr (Zucker, Stärke)
erniedrigten Blutzucker	hohen Blutzucker
Schilddrüsenhormone	erniedrigte Schilddrüsenhormone
moderate Muskelaktivität	Bewegungsarmut
Sonnenlicht	Stress, Entzündungen, Infektionen, Sauerstoffmangel Insulinmangel, -resistenz
Kaffee, schwarzer Tee, Knoblauch	Zucker (v. a. Glukose, Fruktose), Weißmehlprodukte
Medikamente zur Blutdruck- und Leistungssteigerung (α-Sympathomimetika, Vasopressin)	Medikamente (Kortison, Chemotherapien, Psychopharmaka, Protonenpumpenhemmer, Statine, β-Blocker, Gifte wie Zigarettenrauch, Toluole u. a. organische Lösungsmittel, Arsensalze

** Diese Liste ist nicht vollständig*

Die Tabelle zeigt es: Genau die Dinge, die bei Diabetiker*innen häufig auftreten oder sogar dauerhaft vorliegen können, bremsen den PDH-Komplex: hoher Blutzucker, Insulinmangel oder Insulinresistenz, zu viel Süßes, Nudeln, Fertigprodukte usw. Kommen dann noch Bewegungsarmut, Stress, Infektionen oder bestimmte Medikamente hinzu, geht es immer weiter in Richtung Krankheit.

Die PDH-Blockade muss beendet werden! Nur dann kann das Ruder herumgerissen und die Gesundheit von Diabetiker*innen geschützt werden.

Denn das Pyruvat, das nicht abgebaut wird, sammelt sich in den betroffenen Zellen an. Das Enzym, das es zu Milchsäure (Laktat) abbaut, steigt daraufhin an. Dieses Enzym heißt **Laktatdehydrogenase** (LDH). Diese LDH kann glücklicherweise in beide Richtungen arbeiten, kann also auch aus Laktat wieder Pyruvat herstellen. Das tut sie auch ständig, dennoch kommt es zu einem Anstieg der Milchsäure, denn es ist viel Pyruvat da, das umgesetzt werden will. Und die viele Milchsäure bremst wiederum die PDH (s. Tabelle). Es kommt zu einem Missverständnis. Der Körper glaubt durch das Zuviel von Milchsäure im Blut, dass er unter enormer Belastung steht und deshalb mehr Energie benötigt. Herz, Leber und Gehirn werden in solchen Belastungssituationen vor einem Energieabfall geschützt, indem sie die Milchsäure in ihre Zellen gut aufnehmen können. Dort wird es schnell wieder in Pyruvat verwandelt und zur Energiegewinnung genutzt. Doch wenn diese Nutzung behindert ist, sammelt sich auch dort die Milchsäure an, in der Zelle droht es dadurch sauer zu werden. Dagegen setzen die Zellen Mineralien ein, wie z. B. Kalium, Magnesium, Zink u. a. Die gehen so aber für ihre anderen wichtigen Funktionen in den Zellen verloren. Für den Ausgleich der Mineralien durch deren Eintransport in die Zellen ist Energie erforderlich, die ist aber Mangelware (ATP-Mangel). Also können die Zellen die Säure nur schlecht ausgleichen. Für das Herz, das Mineralien in einem ausgewogenen Verhältnis ganz besonders braucht, heißt dieser Verlust, dass es z. B. zu Herzrasen und unregelmäßigen Extraschlägen kommen kann. Außerdem verengen die erhöhten Laktatwerte die Blutgefäße und lassen den Blutdruck steigen. Alles Probleme, die als Begleiterkrankungen von Diabetiker*innen leider nur zu gut bekannt sind.

In der Leber wird Laktat anders verwertet. Es wird zuerst auch wieder zu Pyruvat, doch dann bauen die Leberzellen daraus erneut Glukose auf. Dafür läuft annähernd eine Glykolyse (Phase 1) rückwärts ab. Die Wissenschaft nennt diesen Vorgang **Gluconeogenese.** Die neu gebildete Glukose soll dann weitere Energie liefern für die Belastungssituation, die der Körper aufgrund der hohen Laktatwerte vermutet. Doch bei Diabetiker*innen gibt es keine Belastung, die mehr Glukose erforderlich machen würde. Im Gegenteil! Es kursiert schon zu viel Glukose im Blut, das aber aufgrund einer Insulinresistenz oder eines Insulinmangels nicht in die Zellen gelangen kann (s. S. 12ff). Die neue Glukose aus der Leber verbessert die Situation daher ganz und gar nicht! Doch durch das Laktat und den Verlust von Mineralstoffen kann es weitere Probleme geben.

Der letzte Schritt der Glykolyse (Phase 1) läuft durch ein Enzym ab, das Mineralien für seine Funktion braucht, nämlich Magnesium und Kalium. Immer wenn solche Stoffe (meist Vitamine, Mineralstoffe oder Spurenelemente) zusätzlich zum Enzym für sein Funktionieren gebraucht werden, spricht die Wissenschaft von sogenannten **Kofaktoren des Enzyms.** Fehlen sie an dieser Stelle, gibt es einen Stau in der Glykolyse, Pyruvat entsteht erst gar nicht. Dasselbe gilt für das Start-Enzym der Glukoneogenese. Das Enzym braucht Mangan und das Vitamin Biotin als Kofaktoren. Nun läuft also alles nicht mehr richtig, weder die Glykolyse, und damit natürlich auch nicht der weitere Glukoseabbau mit Sauerstoff, und auch nicht mehr die Glukosebildung in der Leber. Damit wird die Energiesituation der Zellen immer schlechter und schlechter.

Übrigens: Die Glukoneogenese ist der Vorgang, der den Blutzucker in Zeiten ohne Nahrungsaufnahme konstant hält, z. B. in der Nacht oder beim Fasten. Ist sie gebremst, kommt es zur Unterzuckerung. Ausgangspunkt der Glukoneogenese kann nicht nur das Laktat sein, sondern auch Fettbestandteile und fast alle Aminosäuren, die einzelnen Bausteine für Proteine. Hunger führt daher immer zum Muskelabbau.

LABOR

Laboruntersuchungen zum Nachweis einer Blockade der Energiegewinnung

Um zu bestimmen, wie es mit der Energiegewinnung aussieht, können in einem Labor Milchsäure, Pyruvat und auch das Enzym LDH bestimmt werden.

Ein anderer Anzeiger für die Laktatnutzung zur Energiegewinnung ist das Enzym M2PK (Pyruvat-Kinase Typ M2). In der herkömmlichen Medizin wird es als Tumormarker genutzt, denn auch Tumorzellen nutzen nur die Glykolyse (Phase 1) und bilden viel Laktat.

Um die Versorgung der Zellen mit Mineralien und Spurenelementen zu untersuchen, können Magnesium, Kalium, Zink, Mangan u. a. im Vollblut bestimmt werden. Blutserum, das in Arztpraxen meist für Untersuchungen genutzt wird, ist hier nicht geeignet. Denn viele Mineralien kommen v. a. in den Zellen vor. Eine Serum-Untersuchung kann Mängel in den Zellen nicht anzeigen. Eine Bestimmung des Natrium-Kalium-Verhältnisses und der Osmolarität kann hier ebenfalls Hinweise auf Versorgungsmängel liefern.

Auch die Vitamine, die die PDH für ihre Arbeit braucht, können im Vollblut analysiert werden, z. B. Biotin (selten auch Vitamin B_7 oder Vitamin H genannt), Vitamin B_1 (Thiamin) und alpha-Liponsäure.

Und noch etwas verschlechtert die Lage von Diabetiker*innen: Der PDH-Komplex benötigt unbedingt Vitamin B_1 und alpha-Liponsäure als Kofaktoren, sonst funktioniert er gar nicht. Vitamin B_1 bekommt man normalerweise in ausreichender Menge über die Nahrung – allerdings nur, wenn die Ernährung vollwertig ist und keine oder wenig verarbeitete Lebensmittel enthält. Enthält die Ernährung aber z. B. viel Zucker und Weißmehlprodukte, reicht es nicht, denn diese Lebensmittel liefern keine Vitamine. Es sind »leere Kalorien«. Aber es ist nicht nur die schlechte Ernährung, die nicht genug Vitamin B_1 liefert. Es kommt hinzu, dass ausgerechnet Diabetiker*innen jeden Tag Vitamin B_1 in großen Mengen verlieren, das hängt mit dieser Krankheit zusammen: Sie geben 16-mal so viel Vitamin B_1 über den Urin ab wie Gesunde. Das kann dazu führen, dass im Blut von Diabetiker*innen nur ein Viertel des Vitamins zu finden ist, wie es eigentlich gesund wäre. Man kann also sagen, Diabetiker*innen brauchen **immer** zusätzliches Vitamin B_1, auch wenn sie sich B_1-reich ernähren. Und: Weil der PDH-Komplex Vitamin B_1 unbedingt braucht, um zu funktionieren, kann es nicht anders sein, als dass er bei Diabetiker*innen durch diesen Mangel gebremst wird. Die Glukosehälfte Pyruvat kann bei Diabetiker*innen daher nur ganz wenig in die weiteren, viel Energie liefernden Abbauwege (Phase 2 und 3) gehen. Sie leiden also weiter unter Energiemangel und haben weiter Gier auf Süßes, obwohl es ihnen gar nichts bringt. Abnehmen? Schön wär's, klappt aber so nicht.

Ein Beispiel aus der Praxis: Eine junge Frau trinkt täglich fünf Flaschen à 0,75 Liter Cola- und Softdrinks. »Ich brauche das!«, sagt sie. Allein durch diese Getränke kommt sie auf einen Zuckerverbrauch von 280 kg im Jahr! Stellen Sie sich das mal als Berg aus 1-Kilo-Päckchen vor! Diese Menge führt zwangsläufig zu einem massiven Vitamin-B_1-Verlust. Die Folge? Der Körper baut den vielen Zucker in Fett um. Dementsprechend lag ihr bei Gewicht 168 kg. Da hilft keine Operation oder mal ein bisschen was Gesundes essen! Der Diabetes war schon da, andere Erkrankungen kündigten sich bereits an und werden mit Sicherheit kommen, wenn die junge Frau nichts an ihrem Verhalten ändert und nicht die richtige Therapie erhält (ab S. 72).

ZITRONENSÄUREZYKLUS UND ATMUNGSKETTE

Wenn der Zwischenschritt der PDH zwischen Glykolyse (Phase 1) und dem Zitronensäurezyklus (Phase 2) erfolgreich abläuft, kann es mit dem Glukoseabbau weitergehen – wobei die Glukose ja längst schon nicht mehr da ist, sondern nur noch die aktivierten Zweierketten, also Acetyl-CoA. Kurz gesagt wird im Zitronensäurezyklus nach dem kritischen PDH-Zwischenschritt die aktivierte Zweierkette vollständig abgebaut. Allerdings passiert das nicht immer und nicht so direkt, wie wir das bisher kennengelernt haben. Es ist nämlich keine Spaltung der Zweierkette in ihre Einzelteile, sondern die Zweierkette wird zuerst an eine Viererkette (Oxalessigsäure) gebunden. Zusammen wird also eine Sechserkette daraus (Zitronensäure, die dem Zyklus den Namen gibt). Diese Zitronensäure wird dann mehrfach umgebaut, dabei werden Wasserstoffüberträger beladen, also wird Energie gebunden. Schließlich wird eine »Perle« abgespalten, es entsteht eine Fünferkette (alpha-Ketoglutarsäure). Die gibt dann noch mal eine »Perle« ab, belädt gleichzeitig einen Wasserstoffüberträger (Energie!) und gibt später noch mehr Energie an einen Zell-Energieträger ab. Die übrigbleibende Viererkette (Bernsteinsäure) wird noch mehrfach umgebaut und setzt dabei weitere beladene Wasserstoffüberträger frei (noch mal Energie!) und wird schließlich wieder zur Viererkette Oxalessigsäure, die erneut eine aktivierte Zweierkette aufnehmen kann. Damit beginnt der Zitronensäurezyklus von vorn.

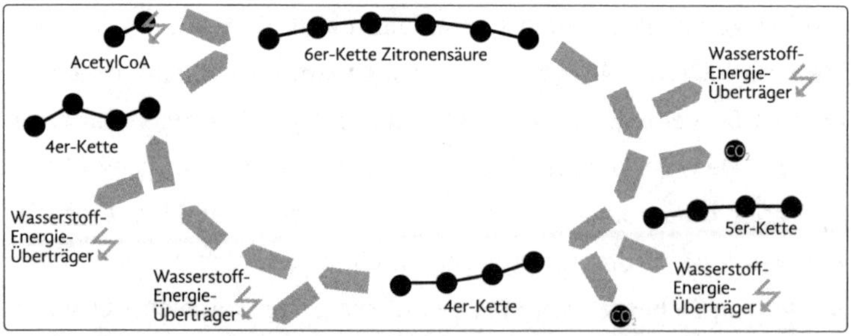

Abb. 8: Die Phase 2 [Zitronensäurezyklus]

LABOR

Der Zitronensäurezyklus kann im Labor untersucht werden. Daraus lässt sich ablesen, welche Schritte in diesem Kreislauf gut funktionieren und an welchen Stellen ein Eingreifen nötig ist. Die Säuren des Zyklus werden dafür im Urin bestimmt (Zitronensäure, alpha-Ketoglutarsäure, Bernsteinsäure, Fumarsäure, Apfelsäure). Übrigens: Diese Säuren sind in der Zelle ganz normal und lösen keinen Verlust an Mineralien aus, wie es bei der erhöhten Milchsäure (Laktat) passiert.

Warum so kompliziert, wenn es doch auch viel einfacher ginge? Weil die Zellen die sechs Einzelteile der Glukose noch für viele andere Dinge brauchen als »nur« zur Energiegewinnung. Aus den verschiedenen 6er-, 5er-, 4er- und auch 2er-Ketten bauen die Zellen z. B. Aminosäuren, die Einzelbausteine der Proteine (Eiweiße). Daraus können dann je nach Bedarf z. B. neue Enzyme entstehen oder Muskeln oder Baustoffe für die Zellen oder Hormone oder noch andere Proteine. Oder die Ketten liefern die Grundlage für die Bildung unseres Blutfarbstoffs Hämoglobin, oder es entstehen Fettsäuren daraus, um Energie im Körper zu speichern, um nur einiges zu nennen. Auf der anderen Seite kann dieser Zyklus auch Aminosäuren und Fette nach deren Umbau zu den richtigen 6er-, 5er-, 4er- oder 2er-Ketten aufnehmen und als Energielieferanten nutzen. Das zeigt die Bedeutung dieses Zitronensäurezyklus. Er baut einerseits ab, um Energie zu gewinnen. Andererseits baut er mit auf, um die Zellen gesund zu erhalten.

Der Zitronensäurezyklus ist der zentrale, große Umschlagsplatz für Energie und Stoffe in jeder Zelle.

Anders ist es mit der Phase 3, der Atmungskette. Sie ist (fast) ausschließlich dazu da, die Energiewährung der Zelle, das ATP, zu bilden. Dabei nutzt sie die energiereichen, beladenen Wasserstoffüberträger, die aus der Glykolyse, dem Zwischenschritt des PDH-Komplexes und dem Zitronensäurezyklus kommen. Sie geben ihre Beladung (Wasserstoff und Energie) an die Atmungskette ab.

Die Atmungskette besteht aus fünf großen Enzymkomplexen: Komplex 1 und 2 können Wasserstoff von den Überträgern aufnehmen. Komplex 1 bringt dabei den Wasserstoff direkt durch die innere Membran der Mitos durch und entlässt ihn in den Zwischenraum zwischen den beiden Mito-Membranen. Komplex 2 gibt seinen Wasserstoff an einen anderen Stoff ab, der in der inneren Membran sitzt und den viele Menschen von Kosmetikprodukten kennen: Q10 (wissenschaftlich Coenzym Q10 oder Ubichinon-10). Das beladene Q10 übergibt den Wasserstoff an Komplex 3, dabei geht auch dieser in den Membranzwischenraum raus.

Unersetzliches Q10

Das Coenzym Q10 ist in der inneren Mito-Membran nicht nur ein einfacher Überträger. Es ist viel mehr! Es ist ein unentbehrlicher Energiespeicher in der Membran: Bei Überschuss an Energie und beladenen Wasserstoffüberträgern aus der Glukoseverwertung sammelt das Q10 den Wasserstoff, ohne ihn weiterzugeben. Bei fehlendem Nachschub an beladenen Wasserstoffüberträgern kann dann die Energiebildung aus diesem Speicher aus beladenem Q10 eine Zeitlang aufrechterhalten werden. Außerdem wirkt Q10 auch als ein Schutz der Membran vor chemischen Angriffen. Und davon gibt es gerade in den Mitos sehr viele. Vor allem dann, wenn die Atmungskette aus irgendeinem Grund nicht optimal laufen kann. Dann wird der Sauerstoff in den Mitos zum Problem.

So dringend wie er bei laufender Atmungskette gebraucht wird, um Wasser und Energie-ATP bilden zu können, so gefährlich ist er, wenn das Wasser nicht gebildet werden kann. So wie durch den Sauerstoff aus der Luft ein Autoblech am Lackschaden rostet, so kann auch in den Mitos alles Mögliche »rosten«. Dadurch geht viel kaputt, etwa Enzyme und Enzymkomplexe. Ihre Funktion kann dadurch behindert oder sogar ganz unmöglich werden. Dagegen kann beladenes Q10 viel tun. Es ist quasi eine Lebensversicherung der Mitos – und damit die Lebensversicherung unserer Körperzellen. Gut ist, dass die Zellen Q10 selbst bilden können. Allerdings kann es sein, dass sie das nicht in den benötigten Mengen schaffen. Besonders ab dem 40. Lebensjahr kommt es immer öfter dazu, dass Q10 fehlt.

Der Komplex 4 der Atmungskette schließlich nimmt Sauerstoff auf und bildet Wasser. Dabei nimmt er nochmals Wasserstoff aus der inneren, gelartigen Mito-Matrix auf. Alle vier Komplexe tragen also dazu bei, dass viel Wasserstoff in den Membranzwischenraum gebracht und aus dem Mito-Innenraum entnommen wird. Bei all diesen Übergängen wird jeweils auch Energie weitergetragen. Das Wasserstoff-»Gefälle« wird schließlich am Komplex 5 genutzt, wie eine Mühle das fließende Wasser eines Baches als Antrieb nutzt. Dafür ist dieser Komplex auch ähnlich wie ein kleines Mühlrad aufgebaut: Der viele Wasserstoff drängt wieder in das Innere des Mitos. Er läuft über das »Mühlrad« von Komplex 5 und dreht es dadurch etwa 14-mal pro Sekunde. Bei jeder Drehung erzeugt er dabei energiereiches ATP für die Zelle.

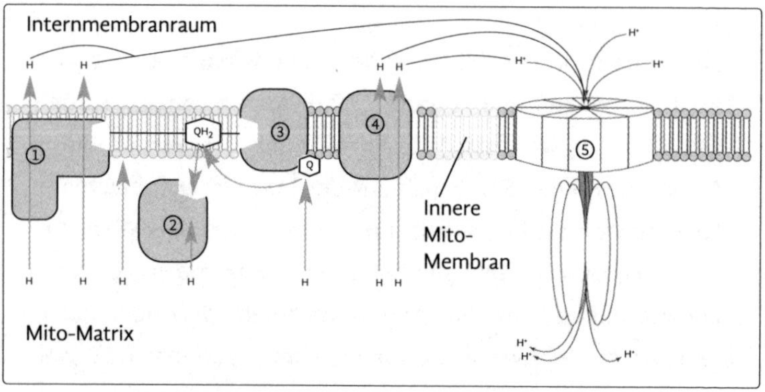

Abb. 9: Die Phase 3 [Atmungskette (H = Wasserstoff, Q = Q10) 1 – 5 = Atmungskettenkomplexe]

Ähnlich wie bei dem wichtigen Zwischenschritt am PDH-Komplex, der viele fördernde und hemmende Einflussfaktoren hat, gibt es auch für die anderen Phasen des Glukoseabbaus bestimmte Dinge, die sich positiv oder negativ auswirken können. Das sind z. B. Mikronährstoffe wie Vitamine, Mineralstoffe und Spurenelemente oder sog. Vitaminoide, also vitaminähnliche Substanzen, die als Kofaktoren wirken. Genauso gibt es aber auch Dinge, die die Phasen in ihrem Ablauf stören können. Die folgende Tabelle gibt einen Überblick:

Die Phasen der Energiegewinnung ...	**... brauchen:**	**... werden gehemmt durch (Bsp.):**
1 Glykolyse	ADP, Vitamin B_2, Magnesium, Kalium, Zink, Insulin	Glukosemangel, Alanin, Zitronensäure, zu viel Milchsäure, B_{12}-Mangel, Fluoride, Arsensäure
PDH-Komplex	Vitamin B_1, B_2, alpha-Liponsäure, Magnesium	s. Tabelle S. 33

Die Phasen der Energiegewinnung ...	**... brauchen:**	**... werden gehemmt durch (Bsp.):**
2 Zitronensäure-zyklus	Eisen, Vitamin B_1, B_2, B_3, alpha-Liponsäure, Mangan, Magnesium, Calcium, Zink	hohe Konzentrationen seiner Produkte, Überversorgung mit Zink, Fluoressigsäure (Rattengift)
3 Atmungskette	ADP, Vitamin B_2, B_3, Q10, Eisen, Kupfer, Selen, Zink, Omega-3-Fettsäuren, Magnesium (für ATP-Transport und -Wirksamkeit)	Pflanzenschutzmittel und andere Gifte, Glutathionmangel, B_{12}-Mangel, Schwermetalle u. v. m.
Glukoneogenese (Leber)	ATP, Biotin, Mangan	Insulin, Alkohol

Sind die notwendigen Faktoren für die drei Phasen nicht in ausreichenden Mengen in den Körperzellen vorhanden, kann nicht genug Energie gebildet werden. Das Gleiche gilt, wenn hemmende Faktoren bzw. entsprechende Gifte vorliegen. Dummerweise sind einige Medikamente, die Diabetiker*innen häufig verordnet bekommen, gerade in dieser Hinsicht problematisch.

MEDIKAMENTE AUS SICHT DER MITOCHONDRIEN

Menschen, die an Diabetes, Metabolischem Syndrom und/oder Adipositas leiden, bekommen meist früher oder später Medikamente verschrieben. Deren Wirkungsweise ist wissenschaftlich erforscht und passt zu den Krankheitssymptomen. Anders sieht es oft mit ihren sogenannten Neben- und Wechselwirkungen aus. Diese müssen auf den Beipackzetteln inklusive ihrer Häufigkeit aufgelistet werden. Selbstverständlich werden auch Ärzt*innen darüber aufgeklärt. Leider geraten diese nicht erwünschten Wirkungen aber viel zu oft in Vergessenheit. So kommt es, dass Medikamente verschrieben werden, die zwar bei dem anvisierten Ziel helfen, wie z. B. eine Blutdrucksenkung, dabei aber an anderer Stelle im Körper Schaden anrichten. Gerade bei der allgemein üblichen Diabetestherapie ist die Anzahl solcher unerwünschten Arzneimittelwirkungen hoch.

Die folgende Tabelle fasst die Medikamente und einige ihrer unerwünschten Wirkungen auf die Mitos, die Energiegewinnung und die Zellen zusammen:

Medikamente bei Diabetes, Metabolischem Syndrom und/oder Adipositas (Beispiele)*

Medikamentengruppe Wirkstoff (gewünschte Wirkung)	**unerwünschte Wirkungen, v. a. für Mitos (Beispiele)**
• **Antidiabetika** (senken Blutzucker)	
Metformin (hemmt Gluconeogenese, evtl. auch Glukoseaufnahme im Darm und ein Enzym der Glykolyse, genauer Wirkmechanismus ist noch unbekannt)	• Calcium-Verfügbarkeit sinkt → Calciummangel → hemmt Zitronensäurezyklus • Vitamin-B_{12}-Aufnahme verringert → Vitamin-B_{12}-Mangel → hemmt Glykolyse und Atmungskette • Magnesiummangel → hemmt Komplex 1 der Atmungskette und ATP-Transport→ ATP-Bildung sinkt → weniger Energie

Medikamente bei Diabetes, Metabolischem Syndrom und/oder Adipositas (Beispiele)*

Medikamentengruppe Wirkstoff (gewünschte Wirkung)	**unerwünschte Wirkungen, v. a. für Mitos (Beispiele)**
• **Antidiabetika** (senken Blutzucker)	
Glitazone (gegen Insulinresistenz)	• Vitamin-D-Mangel ➔ steigert Insulinresistenz und senkt Insulinsekretion • Vitamin-D-Mangel ➔ Calcium, Magnesium, Zink (s. S. 84f) und Vitamin K sinken ab ➔ hemmt Phase 2 und Komplex 1 der Atmungskette ➔ ATP-Bildung sinkt ➔ weniger Energie
Sulfonylharnstoff (erhöht Freisetzung von Insulin)	• Blockade von Kaliumkanälen, fördert Gewichtszunahme, hemmt Atmungskette bzw. Q10-abhängige Umsetzungen. ACHTUNG! Die gleichzeitige Verabreichung dieser Medikamente mit alpha-Liponsäure kann zu verstärktem Blutzuckerabfall führen (➔ engmaschige Kontrollen notwendig!)
• **Cholesterin-/Blutfettsenker** (senken Cholesterin und Blutfette)	
Statine/CSE-Hemmer	• Coenzym-Q10-Mangel, da die körpereigene Bildung unterbunden wird ➔ hemmt Atmungskette ➔ ATP sinkt ➔ weniger Energie
Fibrate	• erhöhen Homocysteinspiegel, ein Risikofaktor der Gefäßverkalkung (Arteriosklerose)

Medikamente bei Diabetes, Metabolischem Syndrom und/oder Adipositas (Beispiele)*

Medikamentengruppe Wirkstoff (gewünschte Wirkung)	**unerwünschte Wirkungen, v. a. für Mitos (Beispiele)**
• **Cholesterin-/Blutfettsenker** (senken Cholesterin und Blutfette)	
Gemfibrozil	• Coenzym-Q10-Mangel, da die körpereigene Bildung unterbunden wird → hemmt Atmungskette → ATP sinkt → weniger Energie • Vitamin-E-Mangel → erhöhte Gefahr für oxidative Schäden, v. a. in Membranen (s. S. 85f)
Anionenaustauscher	• erschweren die Aufnahme aller fettlöslichen Vitamine (A, D, E, K) • Coenzym-Q10-Mangel → hemmt Atmungskette → ATP sinkt → weniger Energie • stören Vitamin-B_{12}- und Folsäure-Aufnahme, ggf. Homocysteinanstieg → Risiko für Gefäßverkalkung (Arteriosklerose) steigt
• **Antihypertonika** (senken Blutdruck)	
ACE-Hemmer	• Kaliumspiegel steigt, ebenso Lithium, sollte beides regelmäßig kontrolliert werden • Captopril und Enalapril senken Zink (s. S. 85f)
AT1-Antagonisten	• Kaliumspiegel steigt, ebenso Lithium (regelmäßig kontrollieren!) • Losartan und Losartan/HCT senken Zink (s. S. 85f)

Medikamente bei Diabetes, Metabolischem Syndrom und/oder Adipositas (Beispiele)*

Medikamentengruppe Wirkstoff (gewünschte Wirkung)	**unerwünschte Wirkungen, v. a. für Mitos (Beispiele)**
• **Antihypertonika** (senken Blutdruck)	
Dihydralazin/Hydralazin	• Vitamin-B_6-Mangel → beeinträchtigt Aminosäure-Umsetzungen, sollte regelmäßig kontrolliert werden
• **Antiadiposita** (senken Körpergewicht)	
Orlistat (Hemmung fettspaltender Enzyme der Bauchspeicheldrüse)	• Mangel aller fettlöslichen Vitamine (A, D, E, K) → bremst Atmungskette → weniger Energie→ steigert Insulinresistenz und senkt Insulinsekretion → erhöhte Gefahr für oxidative Schäden, v. a. in Membranen (s. S. 50ff)
• **Antazida und Magensäureblocker** (gegen Sodbrennen, Magenbeschwerden)	
Protonenpumpenhemmer (bremsen Magensäurebildung)	• hemmen Vitamin B_{12}- und Folsäure-Aufnahme (s. S. 56) → Risiko für Arteriosklerose steigt • hemmen Aufnahme von Calcium, Magnesium, Eisen, Vitamin C und D → sollten alle regelmäßig kontrolliert werden → bringen Säuregleichgewicht in den Zellen durcheinander → bremsen Atmungskette → weniger Energie → erhöhte Gefahr für oxidative Schäden (s. S. 50f)

Medikamente bei Diabetes, Metabolischem Syndrom und/oder Adipositas (Beispiele)*

Medikamentengruppe Wirkstoff (gewünschte Wirkung)	**unerwünschte Wirkungen, v. a. für Mitos (Beispiele)**
• **Antazida und Magensäureblocker** (gegen Sodbrennen, Magenbeschwerden)	
H2-Blocker (bremsen Magensäurebildung)	• hemmen Zink (s. S. 85) • Cimetidin stört Vitamin-D-Aktivierung → steigert Insulinresistenz und senkt Insulinsekretion
Antazida (neutralisieren Magensäure)	• aluminium- oder magnesiumhaltige Produkte hemmen die Eisen-, Zink- und Calcium-Aufnahme, Natriumhydrogencarbonat-Produkte behindern langfristig die B_{12}- und Folsäure-Aufnahme → erhöhen Arteriosklerose-Risiko
• **Kardiaka und Koronartherapeutika** (Herzmedikamente)	
Herzglykoside (gegen Herzschwäche)	• für die Wirksamkeit sind normale Magnesium- und Kaliumspiegel unbedingt notwendig → regelmäßige Kontrollen notwendig! • kann Vitamin-B_1-Aufnahme in die Herzzellen behindern → PDH-Hemmung!

Medikamente bei Diabetes, Metabolischem Syndrom und/oder Adipositas (Beispiele)*

Medikamentengruppe Wirkstoff (gewünschte Wirkung)	**unerwünschte Wirkungen, v. a. für Mitos (Beispiele)**
• **Kardiaka und Koronartherapeutika** (Herzmedikamente)	
Organische Nitrate (erweitern [Herzkranz-] Gefäße)	• setzen Stickstoffmonoxid (NO) frei, NO kann Radikalwirkung haben (s. S. 56) • NO kann bei oxidativem Stress weniger wirksam und bedenklich sein (s. S. 56f)
β-Blocker(reduzieren Stresswirkung und Bluthochdruck etc.)	• erzeugen oxidativen und nitrosativen Stress (s. S. 56f)

** Diese Tabelle ist nicht vollständig.*

Quelle: Gröber, U., Arzneimittel und Mikronährstoffe, 4. Auflage, Wissenschaftliche Verlagsgesellschaft, Stuttgart, 2018

Diese unerwünschten Wirkungen sind alles andere als erfreulich. Gerade die Antidiabetika erzeugen in den Mitos die entgegengesetzte Wirkung von dem, was sie eigentlich sollten: Sie bremsen die Energiebildung! Das ist fatal, da die Zellen von Diabetiker*innen ja bereits unter Energiehunger leiden. Lediglich die Hemmung der Glukoseneubildung (Glukoneogenese) des Metformins in der Leber wirkt in die richtige Richtung (s. S. 35). Doch auch viele andere Medikamente stressen die Mitos, die ja eh schon belastet sind. Das kann ganz besonders für die organischen Nitrate gelten. Sie können Leben retten, denn sie erweitern die feinen Gefäße, besonders am Herzen. Wenn diese Herzkranzgefäße stark verengt oder verstopft sind, kann das zu einem Herzinfarkt führen. Dagegen wirkt das Stickstoffmonoxid (NO). Es übernimmt die natürliche Regulation der Gefäßweite, die meist krankheitsbedingt nicht mehr funktioniert. Das ist erst einmal gut. Doch was dabei oft nicht ausreichend beachtet wird, ist die Situation, auf die diese Medikamente im Körper von Diabetiker*innen treffen: Werden die Ursachen im Stoffwechsel für die Verengung der Gefäße betrachtet, gießen diese Medikamente geradezu Öl ins Feuer! Denn zu viel NO kann manche Enzyme lahmlegen oder sogar unwiederbringlich zerstören. Auch andere Proteine können angegriffen werden. Wie der Effekt des NO sich im Körper auswirkt, das hängt auch vom sogenannten oxidativen Stress ab, den der betreffende Mensch hat (mehr dazu im folgenden Kapitel).

WICHTIG! Setzen Sie Ihre Medikamente keinesfalls ohne Rücksprache mit Ihren betreuenden Ärzt*innen ab! Die Medikamente sind aktuell lebenswichtig für Sie! Der Körper ist darauf eingestellt, die Medikamente zu bekommen und ein plötzliches Absetzen kann die Vorgänge in den Zellen noch mehr durcheinanderbringen. Da ist ein wenig Geduld gefragt. Mehr Informationen zum Absetzen von Medikamenten finden Sie am Ende des Buches.

ALLERLEI STRESS FÜR ZELLEN UND KÖRPER

Stress in den Zellen kann durch sogenannte *Radikale* entstehen. Radikale sind aggressive Teilchen, die alles in ihrem Umfeld angreifen. Damit schädigen oder zerstören sie Zellbestandteile wie Proteine, Fette, Kohlenhydrate, die DNA (das genetische Material im Zellkern) und natürlich auch die Mitos. Entstehen die Radikale aus Sauerstoff, werden sie Sauerstoffradikale genannt oder wissenschaftlich **R**eaktive **O**xygen **S**pezies, **ROS** abgekürzt. Beispiele sind das Superoxid ($O2^{\circ -}$), das Hydroxylradikal (OH°), Ozon (O_3) oder das Wasserstoffperoxid (H_2O_2). Letzteres ist aufgrund seiner Aggressivität bekannt, z. B. als Entfärber oder zum Desinfizieren. Obwohl ROS so aggressiv sind, sind sie normal für den Körper. Er nutzt sie z. B. bei der Abwehr von Infektionen, und in den Mitos in der Atmungskette sind sie für die Energieerzeugung unbedingt notwendig. Liegen jedoch über längere Zeit zu viele ROS im Körper vor, dann spricht man von oxidativem Stress. Etwa ein Anteil von 5 % des Sauerstoffs im Körper darf als ROS vorliegen, das ist normal. Kommt es zu einer Ankurbelung der Energielieferung in den Mitos, wie es z. B. bei einem Marathon nötig ist, kann dieser Anteil schon mal kurzfristig auf 50 % ansteigen. Das ist sehr viel, aber der Körper ist auch darauf eingerichtet. Er hat spezielle Enzyme und Stoffe entwickelt, mit denen er sich vor ROS schützt. Bei höheren Anforderungen wie einem Marathon können die Zellen diese Schutzenzyme und -stoffe entsprechend ankurbeln. Bei diesem Schutz handelt es sich z. B. um das Enzym **Superoxiddismutase (SOD)**, es kann das Superoxid-Radikal zu normalem Sauerstoff und Wasserstoffperoxid abbauen. Das Wasserstoffperoxid wird wiederum durch das Enzym **Katalase** zu normalem Sauerstoff und Wasser oder durch die **Glutathionperoxidase (GSH-Px)** nur zu Wasser umgewandelt und damit völlig entschärft. Von der SOD gibt es gleich drei verschiedene Varianten, von der Katalase nur eine und von der GSH-Px gibt es sehr viele verschiedene.

Bei Diabetiker*innen (Typ 1 und 2) ist bekannt, dass ihre SOD generell nicht besonders gut arbeiten. Das heißt, dass sie immer eine höhere Belastung mit ROS als Gesunde besitzen. Sie leiden also ständig unter oxidativem Stress und tragen das Risiko, dass ihre Zellen und Mitos geschädigt werden.

ROS haben außerdem die starke Neigung, mit Stickstoffmonoxid (NO) zu reagieren, dem Gas, das z. B. in den Blutgefäßen eine Weitstellung auslösen kann. Durch diese Bindung an ROS wird das NO aber wirkungslos, auch wenn es sich nicht um das natürliche NO, sondern um das aus Medikamenten handelt. Damit sind also die vielen

ROS ein Grund dafür, warum Diabetiker*innen besonders häufig von Gefäßverkalkungen, Herzinfarkten und Schlaganfällen betroffen sind. Das ist aber noch längst nicht alles. Die ROS greifen auch alle Membranen an, damit sind wiederum die Mitos zusätzlich belastet. Und es ist noch schlimmer: Die ß-Zellen der Bauchspeicheldrüse, die für die Insulinbildung zuständig sind, reagieren hochempfindlich auf zu viel ROS, und viele gehen daher durch oxidativen Stress zugrunde.

Glücklicherweise sind nicht nur die genannten Enzyme als Schutz vor den aggressiven ROS vorgesehen. Es gibt noch viele andere Stoffe, die gegen ROS wirksam sind, z. B. die Vitamine C und E. Vitamin C wirkt überall dort, wo es wässrig ist (z. B. im Zellplasma oder der Mito-Matrix), Vitamin E hingegen dort, wo es fettig ist (z. B. in allen Membranen). Auch Q10 wirkt antioxidativ in den Membranen, ganz besonders innerhalb der inneren Membran von Mitos, wo es als Teil der Atmungskette ja sowieso sitzt. Auch Glutathion (GSH), alpha-Liponsäure und Taurin haben antioxidative Wirkungen. Reichen alle diese Schutzsysteme nicht aus, um die ROS-Mengen langfristig im normalen Bereich zu halten, entsteht oxidativer Stress, der Mitos, Zellen, Gewebe und schließlich Organe schädigen und damit krank machen kann.

Gegen oxidativen Stress: Antioxidative Vitamine und Taurin

Antioxidative Vitamine müssen nicht nur vorhanden sein, sie müssen auch in ausreichenden Mengen in den Zellen vorliegen. Denn diese Stoffe wirken speziell in bestimmten Bereichen und daher sind alle von Bedeutung. Außerdem brauchen sie sich zum Teil gegenseitig, um richtig funktionieren zu können. So können z. B. Vitamin C und Glutathion helfen, das Vitamin E zu recyceln, nachdem es ROS unschädlich gemacht hat. Und Glutathion wird ebenfalls immer wieder recycelt, dafür braucht es ein weiteres Enzym, die GSH-Reduktase, das wiederum Vitamin B_2 und B_3 benötigt, um arbeiten zu können. Übrigens: **Glutathion** (GSH) ist das stärkste Antioxidans, das der Körper hat. Er kann es selbst herstellen, denn GSH besteht aus Aminosäuren (Cystein, Glutamin und Glycin). Allerdings brauchen die Zellen dafür

Energie, also ATP. Steht es nicht ausreichend zur Verfügung, weil die Energiebildung aus Glukose nicht gut läuft, ist es auch um den Schutz durch GSH nicht gut bestellt. Das führt zu Problemen mit ROS, aber auch mit der Entgiftung des Körpers allgemein, denn dafür wird ebenfalls GSH gebraucht. Und genauso fehlt bei Virusinfektionen sein Schutz, denn GSH kann auch gegen Viren wirksam sein. Das gilt vor allem bei chronischen Virusinfektionen mit z. B. Herpesviren. Sie lösen Fieber oder Lippenbläschen, Genitalherpes oder auch Gürtelrose aus. Nach einer akuten Infektion mit solchen Viren bleiben sie im Körper und können in Belastungssituationen immer wieder aufflammen.

Ein Blick auf das **Taurin** ist noch wichtig. Jede*r kennt es wahrscheinlich als Zutat sogenannter Energydrinks, angeblich soll es da anregend und leistungssteigernd wirken. Bewiesen ist das nicht. Unklar ist auch immer noch, welche Rollen Taurin im Körper spielt. Sicher ist, dass es für stabile Membranen in der Zelle und den Mitos sorgt und außerdem als Antioxidans, bei der Calciumbalance in den Zellen, im Immunsystem und bei der Verdauung von Fetten (Gallensäuren) mitwirkt. Taurin kann vom Körper selbst hergestellt werden, dafür braucht es die Aminosäure Cystein, Eisen und die Vitamine B_2 und B_6.

Taurin wird aber auch mit der Nahrung aufgenommen, vor allem aus Fleisch. Vegetarier/Veganer haben daher oft einen Mangel daran. Besonders viel Taurin ist im Gehirn, im Herz, in Blutzellen (Lymphozyten), in der Muskulatur und im Auge (Netzhaut). Das ist äußerst wichtig für Diabetiker*innen: Die Augen sind meist sehr früh von den Folgeerkrankungen des Diabetes betroffen (Diabetische Retinopathie). Aber auch bei anderen Augenproblemen (trockene Augen, Netzhautablösungen, Grauer/Grüner Star u. a.) kann Taurin helfen, diese kleinzuhalten, weil es die hohe ROS-Belastung in den Augen verringert. Dafür muss es aber in ausreichenden Mengen vorliegen, am besten zusammen mit optimalen Mengen an Vitamin C und GSH. Denn die werden besonders im Auge für den Schutz vor ROS gebraucht, da ROS dort ständig durch Sonnenlicht entstehen.

Einen natürlichen Schutz vor oxidativem Stress im Körper bieten:

- **SOD**
  SOD1 befindet sich im gelartigen Zytoplasma im Inneren der Zellen, sie braucht Kupfer und Zink als Kofaktoren. SOD1 kann die äußere Membran von Mitos passieren und im Raum zwischen den beiden Mito-Membranen wirken.
  SOD2 ist im Innern der Mitos, sie braucht den Kofaktor Mangan für ihre Funktion.
  SOD3 ist nur außerhalb von Zellen zu finden. Sie braucht, genau wie SOD1, Kupfer und Zink für ihre Arbeit, ist aber anders aufgebaut als SOD1.
  Übrigens: Besonders die SOD2 ist hierzulande häufig von sogenannten *Polymorphismen* betroffen. Das heißt, dass viele Menschen eine nicht optimal funktionierende Form dieser SOD2 bilden, weil sie entsprechende Gene haben. Dann ist der ROS-Schutz in den Mitos kleiner, als er sein sollte. Für diese Menschen heißt das, dass sie besonders gut darauf achten sollten, dass ihre anderen Schutzfaktoren optimal sind und Belastungen für die Mitos kleingehalten werden (s. S. 101).

- **Katalase**
  Sie benötigt Eisen, um funktionieren zu können.

- **GSH-Px**
  Alle GSH-Px benötigen Selen und Glutathion (GSH) als Kofaktoren.

- **Antioxidanzien**
  Vitamine C und E, Coenzym Q10, alpha-Liponsäure, Taurin, bestimmte Pflanzenstoffe aus Obst und Gemüse (Carotinoide, Anthozyane, Polyphenole etc.)

LABOR

Laboruntersuchungen zum Nachweis von oxidativem Stress

Malondialdehyd (MDA) – entsteht durch ROS-Angriff auf mehrfach ungesättigte Fettsäuren

MDA-LDL und **oxidiertes LDL** – entstehen durch ROS-Angriffe auf LDL-Cholesterin-Transporter (s. S. 18f)

4-Hydroxynonenal (4-HNE) – entsteht durch ROS-Angriff auf Fette

Lipidperoxidation – allgemeiner Nachweis von ROS-Angriff auf Fette

8-OH-Desoxyguanosin – entsteht bei ROS-Angriff auf das genetische Material

Laboruntersuchungen des körpereigenen Schutzes vor oxidativem Stress

Antioxidative Kapazität allgemein

Coenzym Q10 – als Ubiquinol und Ubiquinon (oxidierte und reduzierte Formen)

GSH – als Verhältnis von reduziertem GSH zu oxidiertem GSSG

Vitamin C – das wichtigste Antioxidans aus der Nahrung für die wässrigen Anteile der Zellen

Vitamin E – das wichtigste Antioxidans aus der Nahrung für die fettigen Anteile der Zellen

SOD2 – Bestimmung, welche Gen-Variante von SOD2 vorliegt

Laboruntersuchungen der Risiken für Herz-Kreislauf-Erkrankungen, Herzinfarkt und Schlaganfall

ADMA – starker Risikofaktor für Herzinfarkt und Schlaganfall

NT-Pro-BNP – Anzeiger für Herzinsuffizienz, es wird von Herzzellen vermehrt ausgeschüttet, wenn sie übermäßig gedehnt werden.

Nitrosativer Stress und was dagegen hilft

So wie der oxidative Stress den Körper schädigt, kann das auch der **nitrosative Stress**, bei dem zu viele stickstoffhaltige Radikale (**RNS**) vorhanden sind. Dazu gehört zuerst einmal das NO, das wir schon als körpereigenen Gefäßerweiterer kennen (s. S. 49). Wenn NO in normalen Mengen und an den richtigen Stellen im Körper vorkommt, ist es sehr hilfreich: Es macht nicht nur die Gefäße entspannter, es ist auch wichtig für das Immunsystem und für die Nerven. Nicht zuletzt reguliert es den Ablauf des Glukoseabbaus zur Energiegewinnung: Es kann den PDH-Komplex (Zwischenschritt) und gleich mehrere Enzyme des Zitronensäurezyklus (Phase 2) und der Atmungskette (Phase 3) bremsen. Das macht die Zelle sich sogar zunutze, die Mitos können nämlich selbst NO bilden und damit steuern, wann wie viel Energie gebildet wird. Liegt NO aber in sehr großen Mengen vor, entwickeln sich diverse Probleme: Es kann z. B. zu einer Erschlaffung des Mageneingangs kommen. Der Magen macht dann nach oben hin nicht mehr richtig dicht. Das Gemisch von Speisebrei und Magensäure drückt sich durch und es kommt häufig zu Sodbrennen und saurem Aufstoßen. Das reizt und schädigt die Speiseröhre, irgendwann womöglich bis hin zur Krebsentstehung. Langfristig können sich sogar Anteile des Magens nach oben herausdrücken (Hiatushernie), weil der gesamte Oberbauch durch zu viel NO erschlafft ist. Auch die Gefäße können sich zu sehr entspannen, ein auffällig niedriger Blutdruck ist die Folge. Kommen zu viele RNS zusammen mit zu viel ROS vor, reagieren die beiden miteinander und es entsteht ein anderes stickstoffhaltiges, aggressives Radikal, das **Peroxinitrit**. Und das ist leider noch unangenehmer als die schon beschriebenen ROS oder das NO. Denn es bleibt viel länger aggressiv als die anderen Radikale. Peroxinitrit hemmt wie auch NO bestimmte Enzyme von Phase 2 und 3 der Energiegewinnung – und das dauerhaft! Damit wird es noch schwieriger mit der Energiebildung. Zu wenig ATP und zu viel Milchsäure können ausschließlich an einem hohen oxidativen und nitrosativen Stress liegen.

Durch nitrosativen Stress wird noch mehr behindert, nämlich beispielsweise:

- die Bildung von Häm (zentral für sehr, sehr viele Enzyme, z. B. die Katalase für den ROS-Schutz)
- die Bildung des roten Blutfarbstoffes und damit der Sauerstofftransport im Blut
- der Abbau von Cholesterin (Cholesterin im Blut steigt an – häufig bei Diabetiker*innen zu beobachten)
- die Glukoseaufnahme in die Zellen (für Diabetiker*innen sehr bedeutsam!),
- die SODs, die GSH-Peroxidase und die Katalase (macht noch mehr ROS!)
- der Alkoholabbau

Außerdem begünstigt das ROS-RNS-Produkt Peroxinitrit Allergien und bestimmte Autoimmunerkrankungen (vor allem der Schilddrüse), schwächt das Bindegewebe, bremst Entgiftungsvorgänge und, und, und ... Diese Liste ist längst nicht vollständig. Die schlimmste Folge des nitrosativen Stresses ist das Chronische Müdigkeitssyndrom (CFS). Betroffene sind schwer erschöpft, ständig müde, sie schlafen sehr viel, aber sie erholen sich nicht dadurch. Bei den herkömmlichen Untersuchungen im Labor zeigt sich (noch) nichts. Daher wurden diese Patient*innen in der Vergangenheit oft als psychosomatisch krank bezeichnet und entsprechend behandelt. Das hilft aber nicht. Die Medizin akzeptiert nur langsam, dass bei den Betroffenen die Zellen sehr krank sind und sie eine Therapie brauchen, die sich ganz auf ihren Stoffwechsel und insbesondere auf die Energiebildung ausrichtet. Das Post-Covid-Syndrom, das bei manchen nach einer durchgemachten Infektion mit dem neuen Sars-Cov-2-Virus auftritt, ist ebenfalls ein stark durch nitrosativen und oxidativen Stress erzeugtes Krankheitsbild und dem CFS ähnlich. Ganz langsam akzeptiert man, dass hier andere Maßstäbe angesetzt werden müssen, als die Medizin es bisher kannte.

Hinzu kommt, dass Entzündungen aller Art zu noch mehr oxidativem und nitrosativem Stress führen. Da bei Diabetiker*innen immer auch viele Entzündungen im Körper auftreten, haben sie also ständig oxidativen und nitrosativen Stress und sind gefährdet, eine ganze Reihe von Folgeerkrankungen zu bekommen – genau das, was die Medizin schon seit Jahrzehnten beobachtet, aber bisher wurden diese Zusammenhänge leider nicht akzeptiert und deswegen kommen sie in der üblichen Therapie bei Diabetes nicht vor.

LABOR

Laboruntersuchungen zum Nachweis von nitrosativem Stress

• **Citrullin** – zeigt eine erhöhte Bildung von NO an
• **NO**-Analyse in der Ausatmungsluft
• **Nitrotyrosin** – entsteht durch Peroxinitrit, das selbst nicht gemessen werden kann
• **Vitamin B_{12}** – Vitamin B_{12} wird von NO angegriffen und zerstört, daher kann ein B_{12}-Mangel auf eine Belastung durch nitrosativen Stress hinweisen
• **Methylmalonsäure** – sie entsteht, wenn Vitamin B_{12} fehlt. Mit dieser Untersuchung kann ein Vitamin-B_{12}-Mangel in den Zellen sicherer nachgewiesen werden als mit einer Blutuntersuchung auf B_{12} selbst.

Was kann gegen nitrosativen Stress helfen? Vitamin B_{12}! Es fängt NO ab und macht es unschädlich. Bei Vitamin-B_{12}-Mangel kann überschüssiges NO nicht abgebaut werden, es treibt dann weiter sein Unwesen! Zu beachten ist, dass ein Vitamin-B_{12}-Mangel besonders häufig bei Vegetariern und Veganern vorkommt. Denn das Vitamin wird fast ausschließlich über Fleisch aufgenommen. Das heißt ganz klar, dass es bei Diabetes keine gute Idee ist, sich rein vegetarisch oder gar vegan zu ernähren. Auch wenn das Medikament Metformin eingenommen wird, muss unbedingt regelmäßig der Vitamin-B_{12}-Status kontrolliert werden, denn das Medikament lässt den Blutspiegel von B_{12} sinken (s. S. 44). Ist NO erst einmal durch ROS zum Peroxinitrit geworden, gibt es keine Hilfe mehr, dann werden alle Proteine und auch das genetische Material davon angegriffen.

Die Schlussfolgerung daraus kann nur lauten:
Es ist von großer Bedeutung, ausreichend Antioxidanzien und Vitamin B_{12} zu sich zu nehmen!

Der Stress mit den AGEs

Diabetiker*innen haben noch mehr Stress in ihrem Körper, nämlich Glukosestress! Sie haben stets zu viel Glukose im Blut – und das hat Folgen! Denn Glukose verbindet sich gern mit Aminosäuren, Proteinen und auch mit Fetten und »verzuckert« sie. Die Wissenschaft nennt das endogene Glykosilierung, und die verzuckerten Stoffe werden als **AGEs** abgekürzt (**A**dvanced **G**lycation **E**ndproducts). Bei Diabetes gibt es so viel Glukose im Blut, dass sehr, sehr viele Substanzen verzuckert werden. AGEs finden sich dann im gesamten Organismus, z. B. an Proteinen im Blut (z. B. Hämoglobin), überall an den Membranen (Mitos!), in den Nerven, dem Kollagen des Bindegewebes, den Augenlinsen und noch an vielen Stellen mehr. AGEs stehen in Verdacht, die Gefäßerkrankungen bei Diabetes mit zu erzeugen. AGEs sind aber auch für Nieren- und Bindegewebsschäden mit verantwortlich. Nicht zuletzt wird die AGE-Bildung durch die entzündliche Lage und den oxidativen Stress im Körper noch verstärkt. Und auch anders herum funktioniert das: Die AGEs verstärken wiederum die Entzündungen und den oxidativen Stress. Die Situation der Erkrankten verschlechtert sich also beständig durch einen hohen Blutzucker. Außerdem werden AGEs auch direkt aufgenommen: Grillen, Braten, Frittieren und auch langes Kochen erzeugt schon in den Lebensmitteln AGEs, die dann über das Essen in den Körper gelangen. Diabetiker*innen kennen AGEs sehr gut, denn sie werden regelmäßig auf einen dieser verzuckerten Stoffe untersucht: Der HbA1c-Wert misst den Anteil des verzuckerten Hämoglobins am gesamt vorliegenden Hämoglobin. Weil sich die Glukose so schlecht wieder davon ablösen kann, spiegelt dieser Wert den erhöhten Blutzucker der letzten Wochen sehr gut wider.

Aber das ist nur ein Protein, das da gemessen wird. Man kann über diesen Wert in etwa abschätzen, wie es um andere Proteine, Fette oder andere Stoffe, die gern verzuckert werden, bestellt sein muss. Dafür muss man nicht alle einzeln messen, sie würden alle dasselbe anzeigen: Der Blutzucker ist zu hoch und deshalb werden viele Stoffe verzuckert. Das Schlimme daran ist, dass die gebundene Glukose die Funktion der Stoffe verändert oder unmöglich macht und die Verzuckerung nicht rückgängig gemacht werden kann.

Besonders deutlich ist das bei der Augenlinse: Bei ständig hohen Blutzuckerwerten verzuckert die Linse, das führt zu dem zu Recht gefürchteten Eintrüben der Augenlinse (Katarakt), der langfristig zur Blindheit führt. Auch die Gelenke und die Schleimhäute sind stark betroffen. Es werden Enzyme, die für den Schutz verantwortlich sind, verzuckert und damit funktionslos gemacht. Das heißt, Knorpel, Knochen und alle Schleimhäute werden empfindlicher und schmerzen schnell. Typisches Symptom ist die schlechte Beweglichkeit: Aufstehen nach längerem Liegen oder Sitzen tut weh, Bücken beim Anziehen oder Schuhebinden tut weh, Zehennägel schneiden ist kaum noch ohne fremde Hilfe zu meistern. Da hilft nur eines: Blutzucker runter und Schutzstoffe einnehmen!

LABOR

Die Verzuckerung messen

HbA1c (Hb = Hämoglobin, A = adult (engl.: Erwachsene), 1 = verzuckertes Hämoglobin, c = Glukose) – Gesunde haben Werte unter 5,7 % bzw. 39 mmol/mol des Gesamthämoglobins. Diese Untersuchung wird von den gesetzlichen Krankenkassen bezahlt.

Es können aber auch die Gesamt-AGEs bestimmt werden. Dann werden die im Körper selbst erzeugten und die durch die Nahrung aufgenommenen AGEs bestimmt.

Stress mit dünnen Nerven

Nicht zu vergessen der Stress daheim mit Partner*in oder Familie, bei der Arbeit oder in der Freizeit. Dem sind Diabetiker*innen ausgesetzt wie alle anderen Menschen auch. Doch es kann sein, dass sie aufgrund ihrer vielfachen Belastungen im Körper diesen Stress schlechter wegstecken als Gesunde. Oder vielleicht sind sie auch gerade bei ihrer Stressreaktion durch bestimmte Mängel oder durch ihre Genetik benachteiligt. Vielleicht wissen sie schon selbst nicht mehr, warum sie so gereizt reagieren und nicht mehr runterkommen können. Vielleicht sind sie bereits kurz vor dem gefürchteten Burnout? Wenn die Mitos nicht richtig arbeiten können, sind die Nerven immer deutlich »dünner als Drahtseile«, denn sie sind sehr stark abhängig von Energie. Sollten sich solche Symptome im Laufe der später in diesem Buch vorgestellten Maßnahmen nicht verbessern, können Laboruntersuchungen helfen, um herauszufinden, was falsch läuft. Es könnte z. B. ein verlangsamter oder auch ein zu schneller Abbau der Stresshormone die Ursache dafür sein, dass die Nerven so angreifbar sind. Dabei können wieder die Gene eine Rolle spielen, denn bei den abbauenden Enzymen können Gen-Varianten (Polymorphismen, s. S. 54) auftreten, die dafür verantwortlich sind, dass diese Enzyme nicht so gut arbeiten, wie es bei einem Gesunden möglich ist. Es kann aber auch einfach sein, dass die Kofaktoren **Magnesium** oder **S-Adenosylmethionin (SAM)** für den Abbau nicht ausreichend vorhanden sind. Oder es kann sein, dass ein abbauendes Enzym nicht in ausreichender Menge vorhanden ist, denn es ist von gesunden und gut funktionierenden Mitos abhängig. All das kann bei einem zu dünnen Nervenkostüm und dem schnellen Aus-der-Haut-Fahren der Hintergrund sein. Wenn man weiß, was fehlt oder nicht gut läuft, kann man es abstellen und diese für alle Beteiligten sehr unangenehme Situation beenden.

LABOR

Laboruntersuchungen, wenn die Nerven zu oft dünn sind

Die Stresshormone können zeigen, ob etwas schiefläuft:

- **Cortisol** (Tagesprofil/-verlauf)
- **Adrenalin/Noradrenalin/Dopamin/Serotonin** – Stresshormone/Nervenbotenstoffe im Körper
- **Vanillinmandelsäure** – Abbauprodukt von Adrenalin und Noradrenalin
- **Homovanillinsäure** – Abbauprodukt von Serotonin und Dopamin
- **COMT-Genanalyse** – zeigt, ob eine schwache Gen-Variante eines Stresshormone abbauenden Enzymes vorliegt
- **SAM** – wird beim Abbau von Stresshormonen im Körper gebraucht
- **Magnesium** – wird beim Abbau von Stresshormonen im Körper gebraucht
- **GABA** (Gamma-Amino-Buttersäure) – v. a. beruhigender Botenstoff der Nerven
- **Glutamat** – Aminosäure, Ausgangsstoff für GABA-Bildung und gleichzeitig Gegenspieler von GABA
- **DHEAS** (Dehydroepiandrostenon-Sulfat) – Ausgangsstoff für die Sexualhormone Testosteron und Östrogen

DER BAUCH SPIELT IMMER MIT – WARUM DER DARM SO WICHTIG IST

Im Darm ist es warm, feucht und es gibt viele Nährstoffe. Daher ist das Darminnere ein idealer Ort für Bakterien. Sie vermehren sich dort hervorragend. So gut, dass jeder Mensch etwa 2 kg Bakterien in seinem Bauch mit sich herumschleppt, das sind etwa 10 bis 100 Billionen einzelne Bakterien. Die gehören zu bis zu 36.000 verschiedenen Bakterienarten. Seit einiger Zeit wird intensiv an diesen Bakterien geforscht und es wurden schon viele Zusammenhänge zwischen bestimmten Bakterien und Krankheiten entdeckt. Das gilt ganz besonders für Diabetes mellitus Typ 2. So sehr, dass es inzwischen genauere Hinweise gibt, wie manche Bakterien an der Entstehung der Krankheit beteiligt sein könnten und wie andere Bakterien dagegen in der Behandlung und vielleicht sogar als Schutz vor der Krankheitsentstehung eingesetzt werden könnten. Allerdings befindet sich diese Therapieform noch sehr am Anfang. Doch es lohnt sich schon jetzt, den Darm und seine Bakterien bei einer Diabetestherapie immer mit in den Blick zu nehmen.

Analysen der Bakterien aus dem Darm von Diabetiker*innen zeigen deutlich, dass diese oft eine viel geringere Anzahl verschiedener Bakterienarten haben als es bei Gesunden der Fall ist. Die Wissenschaft spricht dann von einer sogenannten **reduzierten Diversität**. Von dieser reduzierten Diversität weiß die Forschung schon länger, dass sie das Risiko für Herzversagen und Herzschwäche erhöht, typische Folgeerscheinungen bei Diabetes.

Bei Typ-2-Diabetiker*innen findet man häufig zu wenig von Bifidobakterien, Lactobacillus, Bacteroides, Roseburia, Faecalibacterium prausnitzii, Akkermansia muciniphila und zu viel von Ruminococcus, Fusobacterium, Blautia.

Es lohnt sich, den Darm von Diabetiker*innen mitzubehandeln, um auch auf diesem Weg die Folgen des Diabetes kleinzuhalten.

Eine bestimmte Gruppe von Bakterien fehlt besonders häufig bei Diabetiker*innen, die sogenannten Buttersäurebildner. Wie ihr Name schon sagt, produzieren sie im Darm Buttersäure, ein Stoff, der den typischen Geruch des Stuhls wesentlich mit ausmacht. Aber der Sinn der Buttersäure ist ein anderer: Sie ist, wie der Name verrät, sauer. Sie säuert den Stuhl an. Das schützt die gesunden Bakterien im Darm vor ungesunden Bakterien, die meist in solch einer sauren Umgebung nicht gut leben können. Also schützt die Buttersäure den Menschen vor Darmerkrankungen. Aber ihre Bedeutung geht noch viel weiter: Die inneren Darmzellen haben die Besonderheit, dass sie keine Glukose zur Energieerzeugung nutzen können. Das ist ungewöhnlich, aber hier sehr sinnvoll, denn würden die Darmzellen die Glukose nutzen, würden sie ja schon eine ganze Menge Glukose verarbeiten und der Rest vom Körper bekäme nicht mehr genug ab. Daher hat sich die Natur für den Darm eine andere Strategie zur Energiegewinnung ausgedacht: Die Hauptnahrung für die inneren Darmzellen ist die Buttersäure. Sie können ohne sie nicht überleben. Wenn nun zu wenige Buttersäurebildner im Darm sind, kommt es unausweichlich zu hungernden Zellen im Darm. Das hat gravierende Folgen: Die inneren Darmzellen können nur schlecht überleben, dabei sind gerade sie so wichtig für die Gesundheit. Denn sie sorgen dafür, das der Darm dicht ist und keine Stoffe aus dem Darm unkontrolliert in den Körper gelangen. Dafür müssen sich die Darmzellen häufig teilen. Das können sie nur, wenn sie gut ernährt werden.

Hungern diese Zellen, führt dies langfristig dazu, dass der Darm undicht wird. Als Folge gehen unverdaute Lebensmittelanteile, Bakterien oder Teile davon und anderes, was sich im Darm aufhält, durch die Darmwand hindurch in den Körper, wo diese Sachen nicht hingehören. Der Körper ist darauf nicht eingerichtet und reagiert mit Entzündungen. Das heizt die entzündliche Lage im Körper weiter an und fördert wiederum Übergewicht und Insulinresistenz. Außerdem kann der Darm natürlich auch seine andere wichtige Aufgabe nicht gut machen – nämlich die Verdauung und die Aufnahme von Nährstoffen aus dem Speisebrei ins Blut kontrollieren – wenn die innere Darmoberfläche aus hungernden Zellen besteht.

Hinzu kommt, dass einige für die Verdauung wichtige Enzyme oder Transporter in der inneren Darmwand sitzen oder von ihr gebildet werden. Wenn diese Wand geschädigt ist, können diese Enzyme und Transporter stark reduziert sein und das kann zusätzliche Beschwerden verursachen. Dazu gehören z. B. Bauchschmerzen, Blähungen und Durchfall, die durch Mehl, Backwaren, Reis, Getreide allgemein etc. (Kohlenhydratunverträglichkeit), aber auch Süßigkeiten, bestimmte Obstsorten und Softdrinks u. a. (Fruktoseunverträglichkeit) ausgelöst werden können. Auch Probleme mit Milch und Milchprodukten (Laktoseintoleranz) können hier ihren Ursprung haben. Und nicht zuletzt: Wer Käse, Sauerkraut, Dauerwurstsorten, Rotwein, Tomaten und manches andere nicht verträgt, hat sehr wahrscheinlich ein Problem mit seinen Enzymen auf den hungernden, inneren Darmzellen und zeigt daher diese Symptome der sogenannten *Histaminintoleranz*.

Tipp: Wer Probleme mit Brot und Süßem hat, kann von der sogenannten Fodmap-armen Ernährung profitieren. Dabei wird auf allerlei Zucker und Kohlenhydrate verzichtet. Eine große Belastung für viele Betroffene ist meist, dass sie kein Brot essen können. Doch es kann einen Ausweg geben: Die Stoffe, die Probleme machen, können in einer langen Teigphase eines Brotes abgebaut werden. Diese Zeit sparen sich Großbäckereien heute meist, denn Zeit ist ja Geld. Die Folge ist, dass die Stoffe erhalten bleiben und das Brot vielen Kunden nicht gut bekommt. Wenn Sie davon betroffen sind, dann fragen Sie doch mal in einer kleinen Bäckerei nach, ob dort noch Brot gebacken wird, dessen Teig über Nacht gehen durfte. Wenn ja, probieren Sie aus, ob dieses Brot für Sie bekömmlicher ist. Alternativ können Sie natürlich auch Ihr Brot selbst backen und die Gehzeit lang genug wählen.

LABOR

Labornachweise eines undichten Darmes (Leaky gut)

Ob Ihr Darm undicht ist, können Sie durch folgende Untersuchungen erfahren:

- **Zonulin** – ist ein Türöffner im Darm, wie Insulin für die Zellen. Zonlulin stellt den Darm auf offen und alles kann dann durch. Wer hohe Zonulin-Werte hat, hat einen undichten Darm.
- **alpha-1-Antitrypsin** – zeigt eine Entzündung und Undichtigkeit des inneren Darms an

Laboruntersuchungen bei Intoleranzen von Lebensmitteln

Wenn Sie Probleme mit unverträglichen Lebensmitteln haben, dann können Sie sich testen lassen:

- **Wasserstoff-Atemgasanalyse** nach Laktose-, Fruktose oder Kohlenhydratgabe
- Blut- oder Stuhlanalysen auf **freies Histamin**, **Methylhistamin** (Abbauprodukt des Histamins), **Diaminoxidase** (Enzym, das Histamin abbaut)

Das Schlimme ist, dass ein undichter Darm weitere Folgen mit sich bringt: Es dauert nicht lange, bis der Körper allergisch auf bestimmte Lebensmittel reagiert. Denn Unverdautes, das den Darm unkontrolliert passiert, ruft das Immunsystem auf den Plan. Das kostet die Betroffenen noch mehr Kraft und belastet deren Körper enorm. Der Darm entzündet sich zusehends, der Körper muss immer mehr leisten, um diese Entzündungen zu ermöglichen, denn er hofft dadurch, am Ende irgendwann wieder gesund zu werden. Doch da der Darm undicht ist, geht es immer weiter und er muss darauf reagieren. Ohne eine gute Behandlung wird der Darm von allein ganz sicher nicht wieder gesund. Im Gegenteil! Er wird immer kränker und mit ihm der betroffene Mensch. Diese Krankheitskarriere von

Diabetiker*innen ist also schon allein durch die fehlenden Buttersäurebildner vorgezeichnet!

Die Buttersäure gehört zu den sogenannten kurzkettigen Fettsäuren, die im Darm entstehen können, andere kurzkettige Fettsäuren sind Essigsäure und Propionsäure. Die Forschung hat sich schon viel mit diesen kurzkettigen Fettsäuren beschäftigt.

Dadurch hat sich gezeigt, dass sie

- Fetteinlagerungen verhindern, vor allem in der Leber und am Bauch,
- die Energieaufnahme im Darm bremsen,
- entzündliche Situationen im Körper bremsen,
- ungesundes weißes Fett in gesundes braunes umwandeln (s. Kasten auf der folgenden Seite),
- Darmbewegungen anregen,
- die Nährstoffaufnahme verbessern,
- das Nervensystem positiv beeinflussen und dessen Energieversorgung verbessern,
- den Blutdruck senken,
- die Mito-Funktionen anregen und damit die Energieerzeugung der Zellen verbessern,
- den Glukosestoffwechsel harmonisieren,
- die Fettverbrennung anregen und vieles mehr.

Auf alle diese positiven Effekte der kurzkettigen Fettsäuren für Körper und Gesundheit müssen Diabetiker*innen, die nur wenige Buttersäurebildner im Darm haben, weitgehend verzichten. Da muss man sich nicht wundern, dass es manchen dieser »Zuckerkranken« gar nicht gut und vor allem langfristig immer schlechter geht.

Braunes Fett – Kalorien machen Wärme

Braunes Fettgewebe ist tatsächlich braun und nicht weiß, wie es vom tierischen Speck bekannt ist. Die braune Farbe kommt von den Mitos, die im braunen Fett sind. Diese Mitos verhalten sich aber anders als die Mitos in normalen Zellen: Mitos aus braunem Fett bilden kein ATP. Die Energie wird bei ihnen in Wärme umgewandelt. Wie kleine Wärmflaschen hält uns das braune Fett warm. Besonders gut lässt sich das bei Babys beobachten, sie können ihr Bettchen ungeheuer gut wärmen, weil sie so viel braunes Fettgewebe haben. Erwachsene haben deutlich weniger davon, es liegt vor allem im Oberkörper. Tatsächlich kann man über braunes Fettgewebe auch Körpergewicht verlieren. Um das zu erreichen, muss man dafür sorgen, dass es sich verstärkt bildet. Das gelingt über Kälte und Frieren. Übrigens: Bestimmte Medikamente, die Statine (s. S. 45, Tabelle), die erhöhte Cholesterin- und Fettwerte im Blut senken sollen, bremsen die Aktivität von braunem Fettgewebe.

Bakterien im Darm spielen auch bei der Ernährung eine Rolle. Manche können für uns nicht verdaubare Ballaststoffe so zerkleinern, dass wir sie doch verdauen können. Und schon bekommen wir durch diese Darmbakterien mehr Kalorien, als wir von unserem Essen eigentlich erwarten. Wenn diese Bakterien dann auch noch in großer Anzahl im Darm vorhanden sind, kann es tatsächlich mit daran liegen, dass das Abnehmen nicht funktioniert.

LABOR

Wie es um Ihre Bakterien bestellt ist, untersuchen einige Labore. So können Sie erfahren, ob Sie genug Buttersäurebildner haben oder ob die Bildung von Zusatzkalorien durch

LABOR

Bakterien Ihre Anstrengungen abzunehmen, zunichtemachen. Allerdings sind solche Untersuchungen recht teuer und die gesetzlichen Kassen zahlen sie nicht.

GUTE UND SCHLECHTE DARMBAKTERIEN

Wie aber wirken Darmbakterien günstig oder ungünstig auf einen Diabetes Typ 2? Man hat Bakterien gefunden, die den Blutzucker von Diabetiker*innen verbessern können, indem sie die Glukoseaufnahme in die Zellen erleichtern. Das bedeutet, sie reduzieren die Insulinresistenz. Sie wecken den taub gewordenen Türsteher auf, der dann die Glukose in die Zellen lässt. Andere Bakterien üben eine Wirkung auf die Leber aus. Dort bremsen sie die zusätzliche Neubildung von Glukose, die das Problem des hohen Blutzuckers ja noch verschlechtert. Gleichzeitig steigern sie die Bildung von Glykogen, dem Speicher des Körpers für Glukose in der Leber. Dadurch wird Glukose aus dem Blut entnommen und in der Leber festgehalten. Das alles reduziert den viel zu hohen Blutzucker bei Diabetiker*innen. Es gibt noch mehr Bakterien, die positiv auf die Leber einwirken: Die Leber kann ja Fett einlagern (Fettleber). Das Fett in der Leber ist besonders ungünstig, denn es kann zu Entzündungen des Organs führen. Das kann so weit gehen, dass die Leber immer weiter zerstört wird, bis hin zu einer sogenannten Leberzirrhose, bei der das Organ vollständig zerstört wird. Eine so stark geschädigte Leber kann nicht mehr heilen. Da hilft dann nur noch eine Transplantation. Aber so weit darf man es nicht kommen lassen. Daher ist es gut zu wissen, dass es Bakterien im Darm gibt, die günstig dafür sind, die entzündete Fettleber zu beruhigen, bevor es zu großen Schäden kommt, die sich nicht mehr reparieren lassen.

Und es gibt Bakterien, die den Abbau des Insulins im Körper von Diabetiker*innen verlangsamen. Das bedeutet, das Insulin ist länger da und kann – wenn es auf einen weniger tauben Türsteher trifft –

länger und damit mehr Zucker in die Zellen bringen. Wieder andere Bakterien arbeiten direkt dafür, dass der Blutzucker erst gar nicht ansteigt. Dafür bremsen sie die Zerkleinerung von großen Kohlenhydraten im Darm. Große Kohlenhydrate sind z. B. in Nudeln, Brot, Reis etc. enthalten. In ihnen hängen viele Glukosemoleküle fest aneinander. Bei der Verdauung werden die Verbindungen zwischen diesen aufgelöst, die einzelnen Glukosen werden frei und können in das Blut übergehen. Dort erhöhen sie dann den Blutzucker. Die untersuchten Bakterien können diesen Verdauungsvorgang verlangsamen. Damit bremsen sie den starken Anstieg des Blutzuckers nach dem Essen, der so ungünstig für die Gesundheit ist.

Auch den Umgang des Körpers mit Fett verändern manche Bakterien: Sie fördern den Abbau von Fetten und gleichzeitig die Arbeit der Mitos. So unterstützen sie die Zellen dabei, das Fett in Energie umzuwandeln. Das heißt, dass diese Bakterien die Fettwerte im Blut und damit auch das Körpergewicht senken können. Da das Fett am Bauch für so viele schlechte Entwicklungen in den Zellen verantwortlich ist, können diese Bakterien die Zuckerkrankheit und ihre Entstehung günstig beeinflussen. Und nicht zuletzt gibt es sogar Bakterien, die den oxidativen Stress reduzieren, unter dem alle Diabetiker*innen leiden und der für viele Probleme verantwortlich ist (s. S. 50 ff).

Es kommt noch besser: Durch die Behandlung mit bestimmten Bakterien (sogenannten Probiotika) konnte erreicht werden, dass sich Entzündungen im Körper reduzierten und sich der Nüchtern-Blutzucker, der HbA1c und der Homa-Index (s. S. 13) verbesserten.

Darmbakterien üben einen immensen Einfluss auf die Gesundheit aus. Einer sei hier noch herausgegriffen, weil er eine große Bedeutung für Diabetiker*innen hat. Es geht um die Gallensäuren. Der Körper bildet sie, um Fettiges verdauen zu können. Gallensäuren regulieren den Abbau der Fette mit, aber auch auf den Abbau der

Aminosäuren und Kohlenhydrate haben sie Einfluss. Das bedeutet konkret, dass Gallensäuren positiv auf Blutzucker, Blutfette und auch gegen die Fettleberentwicklung wirken, den Energieverbrauch ankurbeln, einer Insulinresistenz vorbeugen und Entzündungs- und Heilungsprozesse unterstützen. Bei falscher Darmbesiedelung werden Gallensäuren jedoch von bestimmten Bakterien stark umgesetzt. Das hebt die positiven Wirkungen der Gallensäuren auf. Es können sogar negative Effekte dadurch entstehen: Das Herz kann weniger kräftig schlagen, der nitrosative Stress (s. S. 56f) steigt an und es bildet sich ein Stoff mit dem Namen **Trimethylamin** (TMA), der die Darminnenwand schädigen kann. Außerdem wird dieses TMA in der Leber zu **Trimethylaminoxid** (TMAO) umgebaut. TMAO ist in der Wissenschaft bekannt dafür, dass es das Risiko für massive Herzprobleme ansteigen lässt, denn es fördert den oxidativen Stress (s. S. 50ff) und die Gefäßverkalkung. Leider ist auch bekannt, dass genau dieses TMAO bei Diabetiker*innen häufig erhöht vorliegt. Sowohl TMA als auch TMAO zeigen an, ob die Umsetzung der Gallensäuren durch Bakterien im Darm erhöht ist und ein Risiko für Folgeerkrankungen besteht.

Die Therapie des Diabetes Typ 2 mit Metformin und anderen Medikamenten kann die Bakterien im Darm erheblich verändern. Man hat festgestellt, dass Metformin sowohl die Buttersäurebildner als auch die oft bei Diabetiker*innen fehlenden Milchsäurebakterien (Lactobacillus, Bifidobakterien) im Darm fördert. Man vermutet, dass diese Veränderungen im Darm auch zu der Wirkungsweise dieses Anti-Diabetes-Medikamentes zu zählen ist. Das kann man gesünder haben als mit diesem Medikament mit allen seinen Nebenwirkungen! Am besten wäre es, wenn man ganz gezielt genau die Bakterien in den Darm bringen könnte, die dort fehlen, z. B. die Buttersäurebildner. Doch das ist zurzeit noch nicht möglich, denn viele dieser Bakterien gibt es noch nicht als zugelassene Produkte. Aber manche gibt es doch, und die sollte jede*r Diabetiker*in zu sich nehmen – es lohnt sich! Wie das genau geht, das lesen Sie auf den folgenden Seiten.

WEGE AUS DEM DILEMMA – SO GEHT EINE BESSERE THERAPIE

Die Unterstützung Ihrer Mitos zur Verbesserung und vielleicht sogar zur Beseitigung Ihres Diabetes Typ 2 können Sie mit den folgenden sieben Therapiesäulen erreichen:

1. Ernährungsumstellung
2. Vitamine, Mineralien und mehr
3. Mehr Bewegung – aber richtig
4. Weniger Stress und mehr Entspannung
5. Guter Schlaf in der Nacht
6. Den gesunden Darm fördern
7. Mitos entlasten und fördern

Auf den nächsten Seiten erfahren Sie, was diese Säulen konkret bedeuten. Dabei können Sie bei jeder Säule selbst entscheiden, wie Sie genau vorgehen. Die beiden wichtigsten Maßnahmen, die unbedingt von Beginn an beachtet werden sollten, sind die Therapiesäulen eins und zwei, die Verbesserung der Ernährung und der Versorgung mit Vitaminen, Mineralstoffen etc. Mit diesen beiden erreichen Sie die größten Veränderungen. Doch ohne die Umsetzung der anderen Therapiesäulen werden Ihre Erfolge nicht von Dauer sein. Beziehen Sie daher alles mit ein. Ob Sie allerdings radikal alles sofort ändern oder schrittweise vorgehen, ist Ihre persönliche Entscheidung. Denken Sie dabei immer daran, dass es Zeit und Wiederholung kostet, Gewohnheiten zu ändern, egal, welchen Weg Sie wählen. Geben Sie sich die Zeit, aber bleiben Sie unbedingt dran. Denn es geht ja um viele Gewohnheiten, die es zu ändern gilt. Es geht darum, Ihr Leben so umzustellen, dass Sie sich langfristig besser und wohler fühlen und nicht noch mehr Krankheiten bekommen. Und wichtig ist auch: Es braucht eine langfristige Veränderung. Es hilft nicht, die Änderungen für ein paar Wochen durchzuhalten, um dann wieder alles wie bisher zu machen. Denken Sie immer daran: Sie tun es für sich selbst und auch für die Menschen, die Sie lieben! Am besten bitten Sie diese Menschen um Unterstützung. Vielleicht wollen sie auch gleich mitmachen, denn gesund ist es für alle Menschen, ihre Mitos zu unterstützen. Und zusammen haben Sie es viel leichter mit der Änderung der Gewohnheiten.

THERAPIESÄULE 1: ERNÄHRUNGSUMSTELLUNG

Die Umstellung und damit Verbesserung der Ernährung ist eine tragende Säule. Allen Diabetiker*innen wird in Schulungen beigebracht, dass sie den Kohlenhydratgehalt ihres Essens kontrollieren – als sogenannte Broteinheit (BE) oder Kohlenhydrateinheit (KE) – und ihre Medikamenten- oder Insulingaben darauf abstimmen müssen. Außerdem sollen die meisten abnehmen, also auch noch auf die Kalorienmenge achten. Aber wir sagen jetzt: Es geht nicht darum, weniger Kalorien zu essen, viel wichtiger ist es, das Richtige bzw. die richtigen Kalorien zu sich zu nehmen. Doch was ist richtig? Vollkorn? Vegetarisch? Oder Vegan? Nein, das alles nicht. Aber Low Carb, LOGI-Kost, Intervallfasten oder auch eine Woche Fasten oder Teilfasten (600 kcal/Tag) sind gute Möglichkeiten für Typ-2-Diabetiker*innen.

Intervallfasten

Fangen wir mit dem Intervallfasten an. Das ist etwas, das kaum Vorbereitung braucht, Sie können es fast sofort umsetzen: Intervallfasten heißt, dass Sie nur in einem bestimmten Zeitfenster am Tag essen und zwischen zwei dieser Essenszeiten mindestens zwölf bis maximal 16 Stunden nichts zu sich nehmen. Wann genau Ihr Essenszeitraum ist, entscheiden Sie allein. Gut wäre es natürlich, wenn dieser an Ihre aktive Zeit angepasst ist. Sprechen Sie vorher mit Ihrer Familie und unbedingt auch mit Ihren Therapeut*innen darüber, besonders wenn Sie Medikamente einnehmen, und probieren Sie es dann einfach aus.

Sie können zuerst versuchen, zwölf Stunden aufs Essen zu verzichten, etwa zwischen 19 Uhr abends und 7 Uhr morgens. Wenn das gut klappt, können Sie versuchen, Ihre essensfreie Zeit weiter zu verlängern. Durch den Nachtschlaf haben Sie ja immer schon einige Stunden ohne Essen hinter sich. Besonders gut klappt das Intervallfasten, wenn Sie eine Mahlzeit ganz ausfallen lassen können. Ob es das Frühstück, das Mittag- oder das Abendessen ist, können Sie frei entscheiden, möglich wäre z. B., das Frühstück ausfallen zu lassen und erst um 11 oder 12 Uhr ein spätes Frühstück oder ein frühes Mittagessen zu sich zu nehmen. Oder anders herum: Sie lassen das Abendessen ausfallen und essen bereits ab 16 Uhr am Nachmittag nichts mehr. Dann können Sie recht früh mit einem Frühstück in den nächsten Tag starten. Sie dürfen aber keinesfalls in den essfreien Phasen in eine Unterzuckerung geraten, auch nicht in der Nacht, sonst geht der positive Effekt des Intervallfastens verloren (s. Kasten).

Ein »Spätstück« kann helfen

Wenn Sie zu nächtlichen Unterzuckerungen neigen (s. S. 94), sollten Sie ein Spätstück einführen: Bevor Sie ins Bett gehen, essen Sie noch mal etwas Fettreiches mit langsam wirkenden Kohlenhydraten, z. B. ein Vollkornbrot mit Schmalz oder fettreichem Käse. Das bringt Sie gut durch die Nacht. Allerdings verschiebt es das Ende Ihrer essensfreien Phase dann in den Vormittag des folgenden Tages. Aber das ist in Ordnung, wenn Sie dafür keine Unterzuckerung erleben müssen.

Achten Sie darauf, dass Sie in Ihrem Essensfenster nicht mehr essen, als Sie vor dem Intervallfasten am Tag gegessen haben. Das kann besonders dann passieren, wenn Sie nur den stundenlangen

Verzicht vor Augen haben und das Essen herbeisehnen. Versuchen Sie stattdessen, Ihre Zeitphase ohne Essen als freie Zeit zu betrachten: Sie können über die Zeit frei verfügen, müssen keinen Essenstermin einhalten, der Sie aus dem, was Sie gerade machen, herausreißt. Sie sind weniger gebunden. Damit das geht, ist es wichtig, dass Sie ihre Essenszeiten gut in Ihren (Arbeits-)Alltag integrieren. Allerdings sollten Sie, wenn Sie abnehmen wollen, versuchen, weniger als vor dem Beginn Ihres Intervallfastens zu essen. Das klappt besonders leicht, wenn Sie es schaffen, eine Mahlzeit ausfallen zu lassen.

In der essensfreien Zeit ist es erlaubt, Wasser oder Kräutertee (ohne Zucker oder Milch!) zu trinken. Es ist möglich, dass Sie dadurch Ihre Verdauung anregen, aber das mag sogar erwünscht sein. Bei schwarzem und grünem Tee oder auch bei Kaffee (ohne Zucker, ohne Milch!) müssen Sie ausprobieren, ob die Ihnen ausreichend gut bekommen. Wenn ja, ist dagegen nichts einzuwenden. Alkohol sollten Sie hingegen nur in den Essenszeiten zu sich nehmen.

Viele Menschen nehmen allein durch diese neue Essensverteilung ab. Hintergrund sind auch hier wieder die Mitos: Durch ein mindestens zwölfstündiges Fasten werden die Mitos angeregt, ihre Arbeit gut zu machen und sich selbst zu regenerieren. Die Konsequenz ist, dass Sie sich recht schnell etwas wohler fühlen werden als bisher und langsam auch etwas abnehmen. Um mehr und schneller abzunehmen und den Diabetes irgendwann definitiv vergessen zu können, muss jedoch mehr passieren: Sie müssen weniger und besser essen, das ist der nächste Schritt (s. u.). Vielleicht stellen Sie sich gerade das weniger Essen schwierig vor. Tatsächlich kann sich das aber von ganz allein lösen. Wenn es Ihnen gelingt, täglich zwölf bis 16 Stunden ohne Nahrung zu schaffen, nimmt Ihr Appetit von ganz allein ab und Sie mögen gar nicht mehr viel essen. Das klappt besonders gut, wenn Sie auf Ihr Hungergefühl achten, vor allem bei der ersten Mahlzeit des Tages nach der langen essensfreien Phase. Sie werden merken, nach einiger Zeit reichen Ihnen viel kleinere Portionen, damit Sie sich satt fühlen. Nutzen Sie das und hören Sie immer mit dem Essen auf, sobald Sie ein Sättigungsempfinden verspüren. Essen Sie dafür vielleicht später noch einmal eine kleine Portion, wenn Sie es brauchen – aber bleiben Sie damit immer in Ihrer erlaubten Essenszeit.

Fasten

Beim Fasten (nur Wasser, Kräutertee oder eine Gemüsebrühe ohne Gemüsestückchen) oder Teilfasten mit höchstens 600 kcal/Tag (nach LOGI-Kost, s. u.) sollten Sie immer mit Ihren Therapeut*innen in Kontakt sein und es vorher gut besprochen haben. Das gilt ganz besonders, wenn Sie Medikamente nehmen oder Insulin spritzen müssen. Wenn Sie das Fasten eine Woche durchhalten, kann es sein, dass Sie damit schon fast am Ziel sind. Nach dieser Fastenwoche sollten Sie mit LOGI-Kost (s. u.) das Fasten beenden und dauerhaft bei dieser Ernährungsform bleiben. Unbedingt notwendig ist während des Fastens und in der Zeit direkt danach eine Überprüfung Ihrer Blutwerte und eine Neueinstellung Ihrer Medikament- und Insulingaben. Leider ist das radikale Vorgehen des Fastens nicht für alle Menschen geeignet. Überlegen Sie es sich! Es kann der kürzeste Weg zur Gesundheit sein.

Low Carb und LOGI-Kost

Low Carb heißt, dass Sie sehr wenige Kohlenhydrate mit der Nahrung zu sich nehmen. LOGI-Kost bedeutet, dass vor allem nur solche Lebensmittel gegessen werden, die große Schwankungen des Blutzuckers verhindern. Diese Lebensmittel kann man an dem sogenannten *Glykämischen Index* und der Glykämischen Last erkennen: Reiner Traubenzucker, also Glukose, lässt den Blutzucker maximal ansteigen. Dieser Verlauf des Blutzuckers bekommt den Glykämischen Index (GI) von 100. Die Wirkung anderer Lebensmittel auf den Blutzucker werden mit der von Traubenzucker verglichen und es wird ein entsprechender GI-Wert für sie berechnet. Alle Lebensmittel haben immer geringere GI-Werte als Traubenzucker. Je geringer der GI-Wert eines Lebensmittels, desto weniger stark steigt der Blutzucker durch dieses Lebensmittel an. Wird dann noch die Größe der tatsächlich gegessenen Portion des Lebensmittels eingerechnet, kommt die sogenannte Glykämische Last (GL) heraus. Bei LOGI-Kost sollten Sie vor allem Nahrungsmittel mit kleinen oder mittleren Werten essen. Die Werte sind im Internet oder in entsprechenden Büchern zu finden. Aber man muss es nicht kompliziert machen. Man kann sich auch einfach merken:

- **Gemüse** ist immer erlaubt, je mehr davon, desto besser. Am besten bunt gemischt und viel davon ungegart. Gemüse sollte der Hauptanteil Ihres Essens werden. Sie sollten immer reichlich Gemüse im Kühlschrank haben, besonders jene Sorten, die Sie gern mögen und die Sie auch roh zwischendurch essen können, wie Möhren, Paprika, Tomaten, Kohlrabi, Radieschen etc. Denn Gemüse ist Ihr neuer Snack für zwischendurch, wenn der große Appetit kommt.
- **Obst** ist gesund, aber weniger gesund als Gemüse, daher sollten Sie nicht viel auf einmal davon essen. Essen Sie vor allem stark wasserhaltige und weniger süße Obstsorten wie z. B. Melonen, jede Art Beeren, saure Äpfel, Kiwi, Pfirsiche, Orangen, Aprikosen oder Ananas (ungezuckert!). Essen Sie das Obst, trinken Sie es nicht als Saft oder Smoothie, denn die sind sehr zuckerreich und daher nicht empfehlenswert.
- Essen Sie öfter mal wieder **Hülsenfrüchte.** Mit Linsen, Mungobohnen, Kichererbsen & Co. können Sie satt werden, obwohl sie nicht viel davon essen.
- Reduzieren Sie **Getreide und Produkte daraus** (also Backwaren, Nudeln etc.). Reduzieren Sie ebenso **Reis**, **Kartoffeln, Mais, Amaranth**, **Quinoa u. a.**, also die Kohlenhydrate. Essen Sie diese Lebensmittel, wenn Sie sie essen, möglichst als **Vollkorn, nicht als weißes Auszugsprodukt.**
- **Fleisch**, **Wurst**, **Fisch**, **Eier**, **Milch**, **Käse** und andere **Milchprodukte** dürfen Sie essen, aber essen Sie sie immer als kleine Beilage zu Ihrer großen Portion Gemüse. Und essen Sie sie möglichst in einer fettreichen Variante, denn …

- **Fett** ist gesund! Ja, Sie haben richtig gelesen. Auch wenn es in der Medizin noch nicht wirklich angekommen ist, so zeigt die wissenschaftliche Forschung es ganz deutlich: Fett macht nicht fett (wenn man nicht zu viel davon isst), und vor allem macht gesundes Fett keinen Diabetes, Kohlenhydrate aber schon, wie Sie jetzt wissen!
  Essen Sie also unbedingt Fett, Ihr Körper braucht es und es macht Sie auch satt! Fettarmes Essen ist ungesund und schwächt Zellen und Mitos. Wichtig ist dabei, dass Sie die richtigen Fette essen: Das heißt vor allem viel **Olivenöl, Kokosfett**, hin und wieder auch Butter und Schmalz sowohl in kaltem als auch in warmem Essen, sowie **Nussöle** und **Leinöl** (immer nur sehr frisch, am besten direkt nach der Pressung aus einer Ölmühle geholt und immer gekühlt in wenigen Tagen aufbrauchen!) ausschließlich in kaltem Essen (z. B. Salate, Dips, Quark etc.). Als Snack sollten Sie **Nüsse** einplanen. Sie enthalten nicht nur meist gutes Fett, sondern auch viele Mineralien und Spurenelemente. Konsumieren Sie dagegen wenig Distelöl, Sonnenblumenöl oder Maiskeimöl. Diese Öle enthalten Fettanteile, die Entzündungen fördern und daher nur wenig im Essen vorkommen sollten. 100 g Fett haben 900 Kalorien. Versuchen Sie, so viele gesunde Fette zu essen, dass etwa die Hälfte ihres täglichen Kalorienbedarfes davon geliefert wird, das bedeutet etwa 100 ml gesunde Öle jeden Tag. Sie werden schnell keinen Hunger mehr haben!
  Und ganz wichtig:
- Je mehr **Zucker, Fastfood** und **verarbeitete Produkte** Sie essen, desto schlechter!
  Am besten, Sie meiden diese Sachen ganz. Das gilt besonders für den Zucker. Dabei ist nicht nur Glukose gemeint, sondern (fast) alle Zuckerarten. In verarbeiteten Produkten steckt meist viel zu viel davon. Dabei sind die Hersteller sehr erfindungsreich, welchen Zucker sie zusetzen, um möglichst zu verschleiern, dass es sich um Zucker handelt. Für fast alle Arten von Zucker gilt, dass sie ungesund sind. Und besonders dann, wenn viel von ihnen gegessen

wird. Schauen Sie auf die Zutatenlisten von abgepackten Produkten, Sie werden staunen, was darin alles an Zucker schlummert. Meiden Sie solche Produkte unbedingt! Als Zuckerzutat werden beispielswiese eingesetzt: Agavendicksaft, Ahornsirup, Dattelpulver, Dextrose, Fruchtzucker, Fruktose, Galaktose, Gerstenmalzextrakt, Glukose, Glucose-Fructose-Sirup, Glukosesirup, Haushaltszucker, High Fructose Corn Sirup, Honig, Invertsirup, Invertzucker, Isoglukose, Isomalt, Karamellsirup, Laktose, Maissirup, Maltodextrin, Maltit, Maltose, Malzextrakt, Malzzucker, Mannit, Mannose, Melasse, Milchzucker, Raffinose, Rohrzucker, Rohrohrzucker, Saccharose, Sorbit, Sorbitol, Stärkezucker, Stärkesirup, Sucrose, Traubenfruchtsüße, Traubenzucker, Zucker, Zuckerrübenkraut, Zuckerrübensirup.

Vorsicht bei Fruktose, Süßstoffen und Zuckeraustauschstoffen!

Besonders schlecht ist die **Fruktose**, der Fruchtzucker, obwohl ihr deutscher Name suggeriert, dass es sich um etwas Gesundes handelt. Fruktose wird vor allem Süßigkeiten und Softdrinks zugesetzt. Doch auch in vermeintlich gesunden Lebensmitteln steckt viel drin: Honig, Konfitüre, Ahornsirup, besonders süße Apfelsorten, Birnen, Pflaumen und in vielen Fruchtsäften, zum Teil wird denen sogar zusätzlich noch Fruktose zugesetzt, um sie süßer zu machen. Achten Sie deswegen auch bei Fruchtsäften auf die Zutatenliste! Je weniger Fruktose, desto besser. Denn Fruktose behindert die Energiegewinnung aus Glukose und fördert gleichzeitig die Fett- und die Glukoseneubildung in der Leber. Deswegen haben Menschen, die viel Fruktose zu sich nehmen, viel Hunger, denn ihnen fehlt die Energie aus Glukose. Gleichzeitig legen sie vermehrt Fettpolster an und ihr Blutzucker wird langfristig erhöht. Das bedeutet, die Entwicklung von Übergewicht und von Diabetes wird durch Fruktose gefördert!

Hinzu kommt, dass Fruktose mehr Verzuckerungen (AGEs) bildet als Glukose. Wer also viel Softdrinks, Süßigkeiten und andere

Lebensmittel mit viel Fruktose zu sich nimmt, erhöht seinen HbA1c noch weiter. Besonders schlimm ist, dass Fruktose früher für Diabetiker*innen als Ersatzzucker empfohlen wurde. Heute ist das nicht mehr so. Dennoch findet sich immer mal wieder der Hinweis auf Produkten, die Fruktose enthalten, sie seien besonders für Diabetiker*innen geeignet: Das ist falsch, hier hat sich die Wissenschaft inzwischen korrigieren müssen.

Fruktose ruiniert Ihre Gesundheit: Sie macht dick, dumm und zuckerkrank! Meiden Sie sie unbedingt!

Süßstoffe sind leider auch keine Lösung gegen die Gier nach Süßem. Ganz besonders die künstlichen Süßstoffe nicht, wie Aspartam, Acesulfam, Cyclamat, Saccharin, Sucralose u. a. Sie stehen teilweise sogar im Verdacht, der Gesundheit schaden zu können und zu Übergewicht und schlechteren Blutwerten zu führen. Außerdem ist von einigen künstlichen Süßstoffen bekannt, dass sie unerwünschte Veränderungen bei den Bakterien im Darm auslösen können. Süßstoffe sollten daher nur selten und in geringen Mengen in Ihrer Ernährung enthalten sein. Natürliche Süßstoffe, wie sie z. B. isoliert werden aus Stevia, Aztekischem Süßkraut, Süßholz u. a. weisen meist einen etwas anderen süßen Geschmack auf als Haushaltszucker. Ihre Anwendung müssen Sie daher neu lernen. Sie können damit den süßen Geschmack ersetzen, sollten aber auch diese Süße nicht regelmäßig nutzen, da ihre Auswirkungen im Dauergebrauch noch nicht ausreichend erforscht sind.

Und dann gibt es da noch die **Zuckeraustauschstoffe** wie Sorbit, Mannit, Maltit, Xylit, Erythritol u. a. Viele davon stehen bereits in der obigen Liste, da sie – anders als die Süßstoffe – nennenswerte Kalorienmengen mitbringen. Den Blutzucker beeinflussen sie kaum, aber den Darm erheblich, insbesondere, wenn größere Mengen davon gegessen werden. Blähungen und Durchfall können die Folge sein. Viele Menschen vertragen diese Zuckeraustauschstoffe gar nicht gut. Auch eine Auswirkung auf die Darmbakterien ist möglich. Daher gilt auch hier, dass Sie sie nur selten und nur in kleinen Mengen essen sollten.

Das alles lässt nur einen Schluss zu: Süßes und zu viele Kohlenhydrate sollten gemieden werden, je konsequenter, desto besser. Das klingt erst einmal grausam, vor allem für Diabetiker*innen. Aber so schlimm, wie es zu Beginn erscheint, ist es nicht. Denn wenn die Probleme Insulinresistenz und Energiemangel erst einmal angegangen sind, haben Betroffene gar nicht mehr so viel Hunger. Und auch ihre unersättliche Gier nach Süßem gehört dann der Vergangenheit an.

Gesundheitsförderlich: Ribose und Phosphat

Es gibt aber auch einen Zucker, der Sie beim Gesundwerden unterstützen kann. Das gilt besonders für Menschen, die Herzprobleme (vor allem Herzschwäche und -enge) haben oder solche, die schon sehr lange an Problemen mit den Mitos leiden und bei Anstrengungen immer sehr schnell und lange erschöpft sind. Dieser Zucker heißt **Ribose**. Erinnern Sie sich an das Energiemolekül ATP (s. S. 23f)? Da steckt Ribose drin. Normalerweise bildet der Körper Ribose ausreichend selbst. Aber bei manchen Menschen klappt das nicht, z. B. wenn die Energiegewinnung nicht richtig funktioniert, wie es bei Diabetiker*innen nahezu immer der Fall ist. Denn Ribose entsteht im Körper aus Glukose, und die wird bei der Energiebremse in der PDH (s. S. 28ff) in großen Mengen zu Milchsäure verarbeitet. Da bleibt für die Ribosebildung nicht viel übrig. Das Gleiche gilt für die LOGI- oder Low-Carb-Kost, denn dabei wird nur sehr wenig Glukose aufgenommen. Auch wer oft Probleme mit dem Darm hat (häufige Durchfälle), kann einen Mangel an Ribose entwickeln, denn die Darmzellen brauchen dann sehr viel von diesem Zucker. So kann es dazu kommen, dass zu wenig Ribose die ATP-Energiebildung noch zusätzlich bremst. Bei den Betroffenen kommt es dann schnell zur Erschöpfung, das kann bis zum Chronischen Erschöpfungssyndrom (CFS) gehen. Aber auch bei Herzschwäche (Insuffizienz) oder anderen Herz- und Gefäßproblemen kann ein Mangel an Ribose ein Problem sein. Alles Dinge, die bei Diabetiker*innen gut bekannt sind. Ein erhöhter Harnsäurespiegel weist übrigens auf einen Ribosemangel hin. Das liegt an dem Energiemangel, der zu nutzlosem AMP führt, das zu Harnsäure abgebaut werden muss (s. S. 23f). Ist die Harnsäure im Blut erhöht, kann das auf einen Ribosemangel hindeuten. Bei allgemeiner Schwäche und Herzproblemen kann (zusätzlich) ein Phosphatmangel vorliegen.

Um die fehlende Ribose auszugleichen, können Sie sie einfach einnehmen. Sie bekommen Ribose in der (Online-)Apotheke. Von Käufen irgendwo sonst im Internet ist abzuraten, weil die Gefahr einer Verunreinigung besteht. Wenn Sie die Wirkung der Ribose einmal ausprobieren wollen, nehmen Sie dreimal täglich 5 g Ribose. Wenn sie schon mit deutlicher Erschöpfung, Herz- und Gefäßproblemen oder auch anderen Folgeerkrankungen des Diabetes zu tun haben, können Sie auf bis zu dreimal 20 g täglich steigern. Ribose wird vom Körper gut aufgenommen und – WICHTIG! – sie beeinflusst den Blutzucker oder die Insulinausschüttung kaum. Die Wirkung der Ribose werden Sie innerhalb von 14 bis 21 Tagen spüren. Aber Achtung! Nehmen Sie Ribose nicht ein, wenn Sie von Krebs betroffen sind!

Auch **Phosphat**, das ein wesentlicher Bestandteil des Energieträgers ATP ist, kann bei Diabetes und seinen Folgeerkrankungen im Mangel vorliegen. Das sollte unbedingt in einem Labor abgeklärt werden. Bei Phosphatmangel kann das Problem mit täglich zwei- bis dreimal 500 mg Phosphat behoben werden.

Denken Sie aber daran: Ribose und Phosphat allein reichen nicht aus, um deutliche und langanhaltende Verbesserungen zu erreichen. Die Ernährungsumstellung ist Grundlage Ihrer Gesundheit und in den meisten Fällen ist auch die Einnahme von weiteren Nahrungsergänzungen (s. u.) nötig, damit es Ihnen wieder besser gehen kann.

	Morgens	Mittags	Abends
Ribose	5 – 20 g	5 – 20 g	5 – 20 g
Es ist auch möglich, Ribose nicht zu den Mahlzeiten, sondern in kleineren Mengen über den Tag verteilt einzunehmen. Sie können sie pur oder in ein Getränk eingerührt zu sich nehmen. Vielleicht kreieren Sie sich auch ein leckeres Dessert daraus. Allerdings sollten Sie Ribose nicht zum Backen und Kochen verwenden.			
Phosphat (nur bei nachgewiesenem Mangel!)	500 mg	500 mg	500 mg

THERAPIESÄULE 2: VITAMINE, MINERALIEN UND MEHR

Grundsätzlich wäre es gut, wenn vor jeder Therapie mit Nahrungsergänzungen wie Vitaminen, Mineralstoffen etc. Laboruntersuchungen von Blut und Urin gemacht würden, die zeigen, wie gut oder schlecht Sie mit diesen Stoffen aktuell versorgt sind. Leider werden diese Untersuchungen nicht von den gesetzlichen Krankenkassen bezahlt. Macht man diese Untersuchungen auf eigene Kosten, bleibt weniger Geld für die Nahrungsergänzungen übrig, die die Krankenkasse auch nicht bezahlt. Bei Privatkassen kann das anders aussehen – erkundigen Sie sich dazu vorher genau.

LABOR

Blut, Serum, Plasma, Vollblut?

Viele Therapeut*innen sind es gewohnt, Laboruntersuchungen meist mit Blutserum zu machen, also mit jener Flüssigkeit, die übrig bleibt, wenn Blut gerinnt. Leider ist das für Vitamine & Co. nicht gut, vor allem bei den Mineralstoffen und Spurenelementen kann es zu unsicheren Ergebnissen führen. Diese Mineralien werden zum Teil in den Blutzellen angereichert

LABOR

und sind daher im Serum nur wenig vorhanden. Besser ist es, dafür auf sogenannte Vollblutuntersuchungen zu drängen. Ist das nicht möglich, dann können Serum-Untersuchungen zumindest Hinweise liefern: Wenn Ihre Serum-Ergebnisse am unteren Rand der Normwerte liegen, ist anzunehmen, dass in den Zellen ein Mangel vorliegt, denn die Zellen halten auf eigene Kosten die Blutwerte konstant – zumindest solange sie es können.

Auf den folgenden Seiten erfahren Sie, wie Sie Nahrungsergänzungen einnehmen können, ohne dass vorher Blutuntersuchungen gemacht wurden. Die Gefahr, dass Sie dadurch überversorgt werden, ist sehr gering. Wenn Sie allerdings deutliche Mängel haben sollten, wird es lange dauern, bis Sie Verbesserungen bei Ihren Symptomen spüren. Wenn Sie die Möglichkeit haben, Untersuchungen bei Ihren Therapeut*innen machen zu lassen, können die unten angegebenen Dosierungen entsprechend der Ergebnisse angepasst werden. Besprechen Sie mit Ihren Therapeut*innen auch, welche Produkte Sie nehmen sollen. Sie bekommen alles in Apotheken, über Online-Apotheken meist günstiger. In Drogerien sind die Produkte meist zu gering dosiert oder falsch zusammengesetzt.

Gehen Sie wie unten angegeben Schritt für Schritt bei der Einnahme vor. Nur so können Sie merken, ob Sie alle Produkte gut vertragen – denn nur dann werden sie Ihnen helfen können. Beginnen Sie mit Kalium und Magnesium und nehmen Sie diese beiden mindestens drei Tage lang ein, bevor Sie das nächste Produkt mit Zink dazu einnehmen. Dann schlucken Sie wieder mindestens drei Tage nur diese drei Sachen, bis das nächste Produkt hinzukommt. So dauert es zwar eine Weile, bis Sie wirklich alles zuführen, was Sie vermutlich brauchen. Aber Sie merken direkt, wenn Sie eines der Produkte vielleicht nicht vertragen sollten, und können es austauschen.

Noch ein Hinweis: Wenn Sie sich entschlossen haben, Ihr Essen auf Intervallfasten umzustellen, nehmen Sie dennoch die Nahrungsergänzungen wie angegeben zu oder nach den Mahlzeiten und nicht in Ihren Essenspausen. Einnahmen vor dem Frühstück oder zur Nacht können auch weiterhin außerhalb Ihrer Essenszeiten erfolgen.

1. Schritt: Mineralstoffe, Spurenelemente und Vitamin A, D und K

Mineralstoffe und Spurenelemente liegen bei Diabetiker*innen oft im Mangel vor, da sie meist viel davon verlieren (s. S. 34f). Deshalb müssen diese Stoffe zuerst ausgeglichen werden.

Beginnen Sie mit **Kalium und Magnesium**. Diese beiden Mineralstoffe sind sehr wichtig für das Gleichgewicht in den Zellen und die richtigen Verhältnisse an den Zellmembranen und in den Mitos.

	Morgens	Mittags	Abends
Kalium	300 mg		300 mg
Magnesium	300 mg		300 mg

Sollten Sie das nicht gut vertragen, wechseln Sie das Produkt oder nehmen Sie zuerst eine geringere Menge (je 150 mg statt 300 mg) und steigern Sie sie nach einer Woche langsam.

Wenn Sie es gut vertragen, nehmen Sie nach drei Tagen **Zink** und nach weiteren drei Tagen **Selen** dazu:

	Morgens	Mittags	Abends
Zink	15 mg		

Nehmen Sie Zink morgens **30 bis 60 Minuten vor dem Frühstück**, vielleicht direkt nach dem Zähneputzen. Allerdings wird es so manchmal nicht gut vertragen. Falls das bei Ihnen so ist, dann versuchen Sie es abends kurz vor dem Schlafengehen einzunehmen oder wechseln Sie zu einem anderen Produkt. Leider fehlt gerade Zink sehr oft im Körper, dabei ist es ein extrem wichtiger Stoff:

Mehrere Hundert Enzyme sind auf das Mineral angewiesen, um arbeiten zu können. Sowohl die Energiebildung als auch der Auf- und Abbau von Baumaterial des Körpers hängt von Zink ab. Ebenso braucht das Immunsystem, das Hormonsystem, Vorgänge am genetischen Material (DNA) und vieles mehr unbedingt Zink. Ein Beispiel: Testosteron ist als männliches Sexualhormon bekannt. Was viele nicht wissen: Frauen bilden ebenfalls Testosteron, allerdings deutlich weniger als Männer. Bei Männern ist das Hormon für typisch männliche Verhaltensweisen und Körperform, die Muskelkraft und natürlich für die Sexualität zuständig. Und genau die sexuelle Lust wird auch bei Frauen durch Testosteron angeregt. Nun zum Zink: Alle Sexualhormone, Testosteron wie Östrogen, entwickeln sich aus denselben Ausgangsstoffen. Zuerst entsteht Testosteron, das dann durch das Enzym Aromatase weiter zu Östrogen umgewandelt wird. Und diese Aromatase wird bei Männern durch Zink in seiner Arbeit behindert. Bei Zinkmangel hingegen wird die Umwandlung von männlichen zu weiblichen Hormonen angeregt – das heißt konkret: Zinkmangel bewirkt einen Testosteronmangel, lässt die Lust verschwinden, fördert Übergewicht statt Muskeln und macht immer träger.

Übrigens: Ein Blick auf die Fingernägel verrät Ihnen mehr: Bei einem deutlichen Mangel entstehen weiße Flecken auf den Fingernägeln. Und auch wer Alkohol schlecht verträgt, kann unter einem Zinkmangel leiden, denn der Abbau von Alkohol ist auf dieses Mineral angewiesen.

Selen ist unersetzlich für die Bildung der aktiven Schilddrüsenhormone, die wiederum den Energie- und Wärmehaushalt des Menschen maßgeblich mitbestimmen. Ein Mangel dieses Spurenelements kann deshalb eine Schilddrüsenunterfunktion auslösen. Darüber hinaus ist Selen notwendig für den Schutz vor oxidativem Stress, vor allem aller Membranen, die in jeder Zelle geschützt werden müssen.

	Morgens	**Mittags**	**Abends**
Selen			50 – 100 µg (zur Nacht), bei einer Schilddrüsenerkrankung 200 µg

Wenn Sie das alles gut vertragen, können Sie sich als Nächstes mit weiteren Spurenelementen versorgen. Vielleicht finden Sie ein von den Dosierungen her geeignetes Mischpräparat, damit Sie nicht so viele Kapseln schlucken müssen (wenn Ihre Schilddrüse gesund ist, darf das Produkt auch zusätzlich Jod enthalten).

Mangan ist z. B. wichtig für die Blutgerinnung, wirksam gegen die aggressiven ROS, gut für Knorpel und Knochen und auch für die Energiebildung.

Kupfer wird ebenfalls unbedingt für die Energiebildung, Knochen und Gelenke und gegen ROS gebraucht, darüber hinaus ist es wichtig für die Nerven, die Hautfarbe u. a.

Molybdän ist an gleich mehreren Stellen notwendig bei der Entgiftung des Körpers. Zudem sorgt es dafür, dass Eisen überhaupt richtig genutzt werden kann.

Chrom ist entscheidend für die Energiebildung und die Insulinempfindlichkeit – sehr wichtig bei Diabetes!

	Morgens	**Mittags**	**Abends**
Mangan		2 – 5 mg	
Kupfer		1 – 1,5 mg	
Molybdän		50 – 100 µg	
Chrom		30 – 100 µg	

Eisen ist ebenfalls ein Spurenelement. Das sollten Sie jedoch nicht einfach so schlucken. Hier wird eine Blutuntersuchung von den Krankenkassen bezahlt, und falls nötig, können Sie Eisen auf Rezept bekommen. Übrigens: Um Eisenmangel gut zu vermeiden, können Sie auch einfach einmal pro Woche Blutwurst essen!

Wenn Sie alles mehrere Tage gut vertragen haben, können Sie als Nächstes nacheinander die Vitamine A, D und K in Angriff nehmen.

Vitamin A ist äußerst wichtig für die Gesundheit der Haut, der Schleimhäute, der Augen, des Gehirns, des Herzens, der Gefäße u. a. Außerdem spielt Vitamin A beim Abbau von Glukose und Fetten eine Rolle und hilft, weißes in braunes Fett (s. S. 68) umzuwandeln.

Vitamin D hat eine sehr große Bedeutung für die Gesundheit: Immunsystem, Haut, Darm, Skelett, Gelenke, Herz, Gefäße, Blut, Nieren, Nerven und mehr reagieren positiv darauf. Nicht zu vergessen: auch die Bauchspeicheldrüse! Außerdem ist Vitamin D bekannt dafür, dass es bei vielen chronischen Erkrankungen – auch bei Diabetes – und besonders bei Entzündungen sehr hilfreich sein kann.

Vitamin K ist wichtig für Knochen und Gelenke, das Herz und die Blutgefäße, und nicht zuletzt kann es in den Mitos bei der Energiegewinnung hilfreich sein.

Zu beachten ist, dass sich Vitamin A, D und K gegenseitig im Körper brauchen, um wirken zu können. Außerdem müssen sie alle immer mit einer fetthaltigen Mahlzeit eingenommen werden, sonst werden sie vom Darm nicht aufgenommen.

	Morgens	**Mittags**	**Abends**
Vitamin D	2000 IE (Internationale Einheiten)		
Vitamin K_1/K_2	100/100 µg		

Mit Vitamin K können Sie sich auch leicht versorgen, indem Sie dreimal pro Woche eine Kohlmahlzeit, Feldsalat, Mangold oder Spinat essen. Das klappt jedoch nicht, wenn Sie häufig Probleme mit der Verdauung haben, dann muss zuerst der Darm wieder gesunden.

	Morgens	Mittags	Abends
Vitamin A	800 RE (Retinoläquivalente)		

Falls Sie nachts oder in der Dämmerung schlecht sehen können (Nachtblindheit), sprechen Sie mit Ihren Therapeut*innen und lassen Sie sich eine höhere Dosis Vitamin A verordnen.

2. Schritt: Anregung der PDH

Sie erinnern sich sicher: Ein zentrales Problem bei Diabetiker*innen ist der Zwischenschritt der Energiegewinnung mit dem PDH-Komplex (s. S. 28f). Um ihn wieder dazu zu bringen, ganz normal zu arbeiten, damit Sie genug Energie in Ihren Zellen bilden können, brauchen Sie ausreichend **Vitamin B_1** und **alpha-Liponsäure.** Gerade Diabetiker*innen verlieren sehr viel Vitamin B_1, daher sollten Sie dieses unbedingt ergänzen. B-Vitamine brauchen sich aber immer gegenseitig. Um keine Ungleichgewichte aufkommen zu lassen, sollten Sie zusätzlich einen **Vitamin-B-Komplex** mit allen B-Vitaminen einnehmen.

	Morgens	Mittags	Abends
Vitamin B_1 (als Benfotiamin)	50 – 300 mg		
alpha-Liponsäure	100 – 200 mg		
Vitamin-B-Komplex	Alle B-Vitamine maximal in Höhe einer Tagesdosis (Angabe auf dem Produkt)		

Zusätzlich helfen das B-Vitamin **Biotin** und **Mangan** gegen die Energiebremse im Zwischenschritt mit der PDH. Sie unterstützen eine Art Umleitung um den PDH-Komplex zu Phase 2 (Zitronensäurezyklus, s. S. 38f) und können darüber für mehr Energie in der Zelle sorgen. Wenn Sie sich an den bisherigen Ablauf der Einnahmeschritte gehalten haben, nehmen Sie Biotin (gehört zum Vitamin-B-Komplex) und Mangan bereits ein. Die Umleitung wird bei Ihnen schon angekurbelt.

3. Schritt: Gegen den Stress durch ROS und RNS

Diabetiker*innen haben immer oxidativen und nitrosativen Stress, das haben Sie schon gelesen (s. S. 50ff). Dagegen helfen Antioxidanzien wie Vitamin C, Vitamin E, Glutathion, das Coenzym Q10 und der NO-Fänger **Vitamin B_{12}**. Besonders B_{12} ist bei Übergewichtigen und Diabetiker*innen oft im Mangel, denn im Fettgewebe wird viel NO gebildet, das B_{12} in großen Mengen verbraucht. Wenn Sie Magensäureblocker schlucken, ist ein Mangel sicher, denn diese Medikamente behindern die Aufnahme von B_{12} im Verdauungstrakt. Dabei handelt es sich bei Vitamin B_{12} um ein äußerst wichtiges Vitamin, denn es ist für Nerven und Gehirn, die Blutbildung und für Wachstum, Heilung (Zellteilung) u. a. unersetzlich. Ein Mangel kann so weit gehen, dass sich Blutarmut und Demenz entwickeln können! Falls sich die Symptome mit 1.000 µg täglich (s. u.) nicht verbessern, kann die Menge bis zu 5 mg täglich gesteigert werden. Sollte das nicht helfen, kann die Aufnahme von B_{12} in Ihrem Magendarmtrakt behindert sein. Dann muss das Vitamin gespritzt werden. Sprechen Sie mit Ihren Therapeut*innen darüber.

	Morgens	**Mittags**	**Abends**
Vitamin B_{12}	1000 µg		
Biotin	2,5 mg		
Folsäure	400 µg		

Vitamin B_{12}, **Biotin und Folsäure** brauchen sich in den Zellen gegenseitig. Wird B_{12} hoch dosiert, wie es bei nitrosativem Stress nötig ist, sind die üblichen Dosierungen von Biotin und Folsäure im B-Komplex (s. o.) meist zu gering. Überprüfen Sie, wie viel in Ihrem B-Komplex enthalten ist und nehmen Sie entsprechend noch zusätzlich Biotin und Folsäure ein.

Wenden Sie sich im Anschluss Ihrem oxidativen Stress zu. **Vitamin C** ist dafür der Star unter den Antioxidanzien. Aber dieses Vitamin kann noch viel mehr als ROS beseitigen: Es wird vom Immunsystem gebraucht, ist wichtig für Knochen und Gelenke, festigt das Bindegewebe, hilft den Augen ... Die Liste ließe sich noch verlängern. Ein Grund mehr, immer ausreichend Vitamin C zu sich zu nehmen!

Was Vitamin C als ROS-Schutz für die wässrigen Anteile der Zellen (z. B. das Innere der Zellen) ist, ist **Vitamin E** für die fettigen (z. B. alle Membranen, die ja auch für die Mitos sehr wichtig sind). Allerdings gibt es da ein Problem: Die meisten Vitamin-E-Produkte enthalten nur eine Form des Vitamin E: das alpha-Tocopherol. Doch natürliches Vitamin E besteht aus mehreren Formen, und Sie brauchen alle. Daher ist es besser, die Versorgung mit allen Vitamin-E-Formen über natürliche, unraffinierte Öle sicherzustellen. Es müssen aber die richtigen sein, nämlich Weizenkeimöl und unraffiniertes rotes Palmöl. Diese Öle können Sie zu kalten oder lauwarmen Mahlzeiten geben, heiß darf das Vitamin E nie werden.

Coenzym Q10 haben Sie schon kennengelernt: Es ist ein dringend benötigter Teil der Atmungskette, der Phase 3 (s. S. 40ff) der Energiegewinnung. Zusätzlich schützt es Membranen gegen ROS. Hinzu kommt, dass Q10 dem Herz guttut, denn das Herz braucht viel Energie und hat deswegen sehr viele Mitos, braucht also auch viel Q10.

GSH – auch davon haben Sie schon einiges gelesen. Es gehört zum körpereigenen Schutz vor ROS, kann aber bei manchen Menschen zu niedrig vorliegen, wenn der oxidative Stress sehr hoch ist oder die Bildung des GSH am Energiemangel scheitert. Da das bei Diabetiker*innen meist der Fall ist, sollte GSH eingenommen werden.

Auch **Taurin** hat antioxidative Eigenschaften, auch darüber wissen Sie schon viel (s. S. 53). Taurin ist besonders empfehlenswert bei Allergien, bei vegetarischer oder veganer Ernährung und bei Erkrankungen der Netzhaut, wie sie ja bei Diabetiker*innen häufig sind (Diabetische Retinopathie).

	Morgens	**Mittags**	**Abends**
Vitamin C	200 – 500 mg		200 – 500 mg
Vitamin E		1 Teelöffel frisches Weizenkeimöl oder unraffiniertes rotes Palmöl	
Coenzym Q10 (in Nano- oder liposomaler Form)	Mindestens 14 Tage lang: 3 – 5 mg je kg Körpergewicht, danach 100 mg am Tag. Hier wäre eine Laboruntersuchung auf Q10 interessant, der Blutspiegel sollte mindestens bei 3,0 mg/l liegen. Dann sind 100 mg am Tag ausreichend. Vitamin E und Coenzym Q10 sollten immer mit einer fetthaltigen Mahlzeit eingenommen werden.		
GSH (als Acetyl-GSH oder liposomal)	100 mg (liposomal nach Herstellerangaben)		100 mg
Taurin	500 mg Hinweis: Bei höheren Dosen (ab 1000 mg am Tag) kann es zu Wassereinlagerungen kommen.		

4. Schritt: Omega-3-Fettsäuren

Omega-3-Fettsäuren sind sehr anfällig für oxidativen Stress, daher sollten Sie mit der Einnahme warten, bis die ROS in Ihrem Körper unter Kontrolle sind. Sind der oxidative und nitrosative Stress beseitigt, weil Sie sich zusätzlich zu einer Ernährung, die hauptsächlich aus bunten und abwechslungsreichen Gemüsemahlzeiten besteht, auch mit Antioxidanzien und Vitamin B_{12} versorgen, können Sie nun damit beginnen. Selbst wenn Sie hin und wieder Fisch essen, sollten Sie Omega-3-Fettsäuren zusätzlich einnehmen, denn es ist nur der Kaltwasserfisch aus dem Nordatlantik, der ausreichend von diesen gesunden Fetten liefert. Und essen Sie den wirklich ein- bis zweimal in der Woche, wie es nötig wäre?

Die beste Art, Omega-3-Fettsäuren zu sich zu nehmen, ist als **Fisch-, Krill- oder Algenöl**. Leinöl liefert diese Fettsäuren auch, jedoch nicht alle und nicht genug, daher ist Leinöl allein nicht ausreichend.

	Morgens	**Mittags**	**Abends**
Fisch-, Krill- oder Algenöl		1 – 3 g	

Achten Sie darauf, ob Ihr Omega-3-Fettsäuren-Produkt unangenehm nach Fisch riecht, dann könnte es sein, dass es nicht mehr gut ist. Leider trifft das auf viele Produkte zu. Sie sind dann nicht mehr gesund, sondern gesundheitsschädlich! Suchen Sie sich ein nur schwach riechendes Produkt, dann sind Sie auf der sicheren Seite.

5. Schritt: Noch mehr Möglichkeiten

Es gibt noch viele weitere Möglichkeiten, bei Diabetes mit Vitaminen und Co. weiterzuhelfen:

Wenn Sie z. B. **Probleme mit den Gelenken** haben, Ihnen das morgendliche Aufstehen schwer fällt oder auch das Bewegen nach langem Sitzen oder Hocken, werden Sie schon nach wenigen Wochen

Ernährungsumstellung merken, dass das besser wird. Denn dann verschwinden langsam Ihre AGEs (s. S. 59f) aus den Gelenken. Um das zu unterstützen, können Sie noch Schwefelbäder mit den besonders betroffenen Gelenken machen. Außerdem lassen Sie bitte nachprüfen, wie Ihr Vitamin-B_6-Spiegel im Körper aussieht. B_6 kann Sie vor der Bildung von AGEs in gewissem Umfang schützen und sollte daher keinesfalls im Mangel vorliegen. Gleiches gilt für Zink und Magnesium. Sollten Sie einen starken B_6-Mangel haben, nehmen Sie zuerst B_6 als Pyridoxalphosphat (P5P). Wenn der Mangel behoben ist, reicht Ihnen auch ein herkömmliches B_6 (Pyridoxin, Pyridoxal, Pyridoxamin). Aber Achtung! Zu viel B_6 kann die PDH wieder blockieren und außerdem Zink senken – also nur kurzzeitig hohe Dosen einnehmen! Bei Zink- und Magnesiummangel sollten Sie 14 Tage lang mehr davon nehmen als oben angegeben.

Wenn Sie, trotz LOGI-Kost, häufig ein **Problem mit Unterzucker** haben, wenn Sie z. B. länger nichts essen, ist auch etwas zu machen: Es ist der PDH-Zwischenschritt, der dann meist weiter blockiert ist. Neben Vitamin B_1 und alpha-Liponsäure (s. o.) können hier auch die Vitamine B_2 (Riboflavin), B_3 (Nikotinsäureamid) und B_5 (Panthenol) eine Rolle spielen. Werden bei diesen Vitaminen Mängel festgestellt, nehmen Sie 14 Tage lang täglich höhere Dosen (B_2: dreimal 200 mg, B_3: dreimal 200 mg, B_5: zweimal 100 mg).

Arteriosklerose (Gefäßverkalkung) ist bei Diabetiker*innen eine typische Folgeerkrankung. Sie kann von einem ROS-Überschuss durch SOD-Mangel (s. S. 54) herrühren. Lassen Sie dann Ihre Kupfer- und Zinkwerte im Vollblut bestimmen und entsprechend der Ergebnisse korrigieren.

Wenn Sie oft **übermäßigen Durst** haben und täglich fünf Liter oder sogar mehr trinken, sollten bei Ihnen eine spezielle Diabetesform (Diabetes insipidus) und Probleme mit dem Angiotensin II ausgeschlossen werden. Haben Sie das beides nicht, könnte bei Ihnen eine Fehlregulation in einer Gehirnregion (Hypothalamus) vorliegen. Dann sind Coenzym Q10, Taurin und Phosphat (vorher Labornachweis!) möglicherweise eine Hilfe für Sie und können zu einem Ausgleich führen. Sie werden es an dem nachlassenden Durstgefühl spüren.

Fehlende Fieberreaktion (über 39 °C) bei Infekten kommen leider bei Erwachsenen sehr häufig vor. Das ist nicht gut, denn damit fehlt eine Schutzfunktion des Körpers gegen die angreifenden Bakterien und Viren. Immer ist das fehlende Fieber ein Hinweis auf Probleme mit den Mitos. Sie sind zu schwach und energiearm, um Fieber erzeugen zu können. Hier kann die hier vorgestellte Mito-Therapie die Mitos stärken und es kann wieder zu Fieber kommen. Noch etwas: Unterdrücken Sie Fieber nicht, wenn Sie welches bekommen! Denn Fieber ist auch geeignet, die Gesundheit der Mitos zu fördern. Nutzen Sie diese körpereigene Kraft, um Ihre Energiekraftwerke weiter zu stärken!

Beim **Abnehmen** kann Carnitin helfen. Bestimmte Fettanteile, die Fettsäuren, werden nur in den Mitos abgebaut. Dafür müssen sie dort hineintransportiert werden. Der zuständige Transportweg braucht unbedingt Carnitin, es nimmt die Fettsäure quasi huckepack. Wenn ein Carnitinmangel vorliegt, können Fette nicht zur Energiegewinnung genutzt werden – Abnehmen ist extrem erschwert. Auch bei Herzproblemen kann Carnitin hilfreich sein, damit das Herz seine viele benötigte Energie aus Fetten gewinnen kann. Probieren Sie mit dreimal 250 mg am Tag aus, ob Ihnen Carnitin gut tut. Wenn es Ihnen gut bekommt, können Sie es auf bis zu 3 g am Tag steigern.

Wenn Sie nun alle Schritte gemacht haben und alles wie beschrieben einnehmen, sollten Sie dies mindestens drei bis sechs Wochen tun. Wenn es Ihnen dann besser geht, können Sie ausprobieren, ob Sie mit weniger auskommen: Reduzieren Sie die tägliche Einnahme um die Hälfte oder nehmen Sie die Ergänzungen nur noch jeden zweiten Tag. Ausnahmen dabei sind das Coenzym Q10 und die Ribose, sie sollten in voller Dosis weiter täglich eingenommen werden.

Leider brechen viele Patient*innen die Einnahme von Nahrungsergänzungen und gar auch die Ernährungsumstellung ab, sobald sie sich besser fühlen, denn sie meinen, sie wären jetzt geheilt. Das passiert besonders oft dann, wenn betreuende Therapeut*innen Vitamine und Co. ablehnen und zu Medikamenten raten (oft schädlich für Mitos), die die Krankenkasse zahlt. Aber der Gesundheitseinbruch kommt spätestens vier Wochen nach dem Absetzen der Kapseln. Wenn Ihre Mitos Schäden haben und Ihre Energiegewinnung gebremst ist, ist es leider sehr wahrscheinlich, dass Sie die Mikronährstoffe dauerhaft einnehmen müssen. Aber das Gute daran ist: Nahrungsergänzungen schaden Ihnen nicht – im Gegenteil: Sie helfen Ihnen, gesund zu werden und zu bleiben, ganz anders als die meisten Medikamente.

THERAPIESÄULE 3: MEHR BEWEGUNG

Bewegung ist bei vielen Übergewichtigen nicht sehr beliebt. Das liegt daran, dass sie bei Bewegung sofort an Anstrengung, Verausgabung, Schwitzen, Überforderung und womöglich an Schmerzen denken. Aber solch eine Bewegung ist gar nicht gemeint – im Gegenteil! Übertreiben bei Bewegung macht krank! Moderate Bewegung hält gesund, und sie hilft auch dabei, es wieder zu werden. Das gilt ganz besonders für Übergewichtige, denn sie belasten ihren Körper schon durch ihr erhöhtes Gewicht bei normaler Bewegung im Alltag sehr viel mehr als Normalgewichtige. Knochen, Sehnen, Muskeln und Gelenke werden bei zu vielen Kilos auf der Waage tagtäglich stark beansprucht. Wie soll das dann bei Sport sein? Und wenn Bewegung lange gemieden wurde, muss unbedingt vorsichtig angefangen werden. Kein Joggen, bei dem jeder Schritt eigentlich ein Sprung ist, der Hüfte, Knie und Knöchel ein Vielfaches des Gewichtes auflastet, kein Seilspringen, kein Dauerlauf, kein Marathon, sie ruinieren sonst noch die letzten Reste Ihrer Gesundheit. Extremsportler verkürzen übrigens ihr Leben, das ist belegt.

Also, nicht quälen, sondern bewegen! Flottes Gehen ist die Lösung! Mit Stöcken wird Walking daraus und bewegt gleich noch Rücken, Arme und Schultern kräftig mit. Das Ziel sollten 30 Minuten Gehen jeden Tag sein.

Wer vorher mehr oder weniger nur auf dem Sofa gesessen hat, sollte erst einmal mit 10 Minuten jeden oder jeden zweiten Tag anfangen und langsam steigern. Keinesfalls sollten Ihre Gelenke bei oder nach einer Bewegungseinheit wehtun, dann war es zu viel. **Radfahren** und **Wandern** (beides mit nur geringen Steigungen) oder **Schwimmen** können ebenso das Richtige sein. Hier werden die Gelenke geschont, aber dennoch bewegt.

Gelenke sind außergewöhnlich

Anders als alle anderen Organe und Gewebe werden Gelenke nicht durchblutet. Daher bekommen sie weder Nährstoffe noch Sauerstoff direkt geliefert. Und auch die Abfallstoffe, die in anderen Geweben ständig durch Lymphe und Blut abtransportiert werden können, werden Gelenke nicht so einfach los. Gelenke sind in einer Kapsel eingeschlossen, die mit Flüssigkeit gefüllt ist. Ein Austausch von Nähr- und Abfallstoffen passiert daher nur über die Außenhülle dieser Kapsel. Damit das passieren kann, muss das Gelenk bewegt werden. Nur dann kommt die Flüssigkeit in Bewegung, wird durchmischt und transportiert dabei zufällig Gutes zum Gelenk hin und Schlechtes vom Gelenk weg. Das hat die Natur so vorgesehen. Und das heißt im Klartext, dass die Natur auch vorgesehen hat, dass sich Menschen jeden Alters täglich und häufig bewegen, damit sie und ihre Gelenke gesund bleiben können.

Wer sich schon von 10 Minuten Gehen überfordert fühlt oder Schmerzen bekommt, sollte mit **Bewegung im Sitzen** beginnen: Ein Rollen oder Heben und Senken der Schultern, ein Heben der Arme, vielleicht sogar schon mit einem Gewicht in den Händen (eine volle Wasserflasche reicht da völlig aus), das Drehen des Rumpfes nach rechts und links etc. Das sind Möglichkeiten, um langsam in Bewegung zu kommen. Das Wichtige ist: Dranbleiben! Zuerst jeden Tag einmal, dann mehrfach, dann länger und schließlich ins Gehen kommen und immer weiter steigern. Und am besten nach einer Bewegungseinheit immer mal in sich reinhören: Geht es mir nach der leichten Bewegung nicht besser als vorher? Dieses gute Gefühl merken und am nächsten Tag daran erinnern, wenn der »innere Schweinehund« gegen das Bewegen ist … !

Übrigens: Auch **Kauen** ist Bewegung, kein Witz! Diese Bewegung kann direkt beim Essen genutzt werden. Sie reicht natürlich nicht aus, um den gesamten Körper fit zu machen. Dennoch kann man sich angewöhnen, das Kauen stärker zu nutzen, denn es hält nicht nur die Kiefergelenke geschmeidig, es fördert gleichzeitig die Verdauung, die Darmtätigkeit und wirkt außerdem auch noch beruhigend und entspannend. Also: Beim Essen diese Bewegungsmöglichkeit maximal nutzen, und auch ein Kaugummi für zwischendurch ist nicht schlecht, am besten eines mit natürlicher Kaumasse und Xylit als Zuckerersatz, dann freuen sich auch die Zähne.

Bewegung kann noch mehr, sie hilft auch dem Stoffwechsel. Tatsächlich ist Bewegung geeignet, die Situation konkret für Diabetiker*innen zu verbessern: Sie bremst die Insulinresistenz, kann Fettansammlungen in der Leber bekämpfen und natürlich auch gegen die überschüssigen Kilos an Bauch und Hüfte angehen. Es wird mehr Sauerstoff aufgenommen und besser im Körper verteilt. Das kann das NO-Radikal daran hindern, sich an Enzyme zu setzen, und damit unterstützt Bewegung die Energieerzeugung der Atmungskette (Phase 3, s. S. 40ff) und manches mehr.

Bewegung erhöht die Anzahl der gesunden Mitos in den Zellen. Geschädigte Mitos werden abgebaut, die Bildung neuer angeregt.
Je aktiver ein Muskel ist, desto mehr Mitos hat er, desto mehr Energie produziert er.

THERAPIESÄULE 4: WENIGER STRESS UND MEHR ENTSPANNUNG

Stress, besonders wenn er andauernd da ist, belastet die Mitos. Vitamine und Mineralien werden durch ihn massenhaft verbraucht. Das wiederum fördert den Stress, die Nerven werden »dünn«. Weiterhin wird durch Stress viel ATP verbraucht. Wer ein Problem mit der Energieerzeugung hat, ist auch da im Nachteil. Obendrein hemmt Stress den PDH-Zwischenschritt (s. S. 33). Es entstehen also gleich mehrere Teufelskreise. Wenn Stress für Sie ein Thema ist, sollten Sie sich unbedingt mit **regelmäßiger Bewegung**, die beruhigen und psychisch stabilisieren kann, und **täglichen Entspannungsübungen** wieder ins Gleichgewicht bringen: Meditation, Yoga, Gartenarbeit, Atemübungen, ein ruhiges Hobby – suchen Sie sich etwas, was zu Ihnen und Ihrem Alltag passt und wozu Sie auch Lust haben, es täglich zu machen. Und eines hilft immer: Sich keinesfalls selbst noch mehr Stress machen durch unsinnigen Perfektionismus oder ein Hineinsteigern in Probleme und Ärger.

Auch Nahrungsergänzungen können bei Stress helfen: Kalium, Magnesium, Vitamin C und Taurin sind eine gute **Anti-Stress-Kombination**. Diese Kombination sollten Sie, wenn Sie häufig unter Stress leiden, immer einnehmen und nicht nach ein paar Wochen reduzieren, denn Sie brauchen es! Besteht eine ständige Anspannung und innere Unruhe, womöglich mit Ängstlichkeit und angespannten Muskeln im Nacken, im Bauch oder anderswo, können Sie sich noch zusätzlich mit S-Adenosylmethionin (SAM) und der Aminosäure Glycin unterstützen.

	Morgens	Mittags	Abends
Kalium	300 mg		300 mg
Magnesium	300 mg		300 mg
Vitamin C	300 mg		300 mg
Taurin	500 mg		500 mg
evtl. unterstützt durch			
S-Adenosyl-methionin (SAM)	200 mg	200 mg	(200 mg)
Glycin	100 – 500 mg	100 – 500 mg	100 – 500 mg

THERAPIESÄULE 5: GUTER SCHLAF IN DER NACHT

Ein schlechter Nachtschlaf zerstört nicht nur den folgenden Tag, sondern auf Dauer auch Nerven und Gesundheit. Es ist nachgewiesen, dass ein schlechter Schlaf die Fehlerquote am Tag danach deutlich ansteigen lässt und den Körper in Stress versetzt, folglich wird das Stresshormon Cortisol vermehrt gebildet. Ebenso steigt das Risiko für Herz- und Gefäßprobleme, für Demenz, für Insulinresistenz (der taube Türsteher) und für Übergewicht. Das Schöne ist, es stimmt auch umgekehrt, wer gut schläft, nimmt schneller ab und verbessert alle anderen Probleme!

Ihren guten Schlaf können Sie fördern: Ein **gutes Kissen**, damit keine Nackenprobleme entstehen, ein **ruhiges, dunkles und kühles Schlafzimmer** ohne elektrische Geräte wie Fernseher, Computer oder Handys, die außerdem vor dem Schlafengehen am besten gar nicht benutzt werden sollten. Ein Missverständnis gibt es beim Alkohol. Er scheint das Einschlafen zu fördern, aber der kommende Schlaf ist nicht gut und erholsam. Daher sollten Sie auf Alkohol am Abend möglichst verzichten. Ebenso auf anregende oder gar stressende Gespräche und Gedanken – besser Sie schieben diese am

Abend von sich. Darum können Sie sich am nächsten Tag viel besser kümmern als in der Nacht, oder?

Wer regelmäßig durch Bewegung und andere Maßnahmen für Entspannung sorgt (s. o.), kann meist auch besser schlafen. Und nichts ist dagegen zu sagen, wenn Sie den guten Schlaf auch mit anderen Maßnahmen zu sich ins Bett locken. Das klappt z. B. durch eine Tasse Tee am frühen Abend aus schlaffördernden und beruhigenden Zutaten, z. B. **Baldrian, Hopfen, Melisse und Lavendel**. Trinken Sie ihn aber nicht zu spät, damit der Tee Sie nicht wieder aus dem Bett treibt … Alternativ können Sie etwa 20 bis 30 Minuten vor dem Schlafengehen 1 – 3 mg **Melatonin** einnehmen. Oder Sie greifen zu Aminosauren: **Glutamin** zweimal täglich 500 bis 1000 mg und **Glycin** zweimal täglich 100 bis 500 mg wirken beruhigend und verbessern den Nachtschlaf.

THERAPIESÄULE 6: MITOS ENTLASTEN UND FÖRDERN

Mitos und deren Stoffwechsel können gestört oder gar geschädigt werden, darüber haben Sie in diesem Buch schon einiges erfahren. Es gibt Möglichkeiten, um Ihre Mitos zu entlasten und deren Reparatur und Vermehrung zu fördern. Wir haben schon einige Sachen genannt: **Fasten** tut den Mitos gut, wie auch moderate **Bewegung** die Mitos und ihre Energiegewinnung ankurbelt. Doch das ist nicht alles. Auch die Einwirkung von **Kälte** regt die Mitos an, denn das führt zur Umwandlung von weißem Speicherfett in braunes Fettgewebe, das aus Energie Wärme für den Körper erzeugt. Immer in gut beheizten Räumen herumzusitzen, ist also kein Mito-freundliches Verhalten. Bei frostigen Temperaturen draußen zu sein, tut den Mitos hingegen gut. Zur Mito-Förderung gibt es inzwischen tatsächlich sogar Ganzkörperanwendungen in Kältekammern mit deutlichen Minusgraden. Aber es gibt noch eine andere Möglichkeit, die Umwandlung von weißem in braunes Fett anzukurbeln: **Vitamin A und D**! Sie helfen den

Zellen im Speicherfett, mehr Mitos zu bilden und damit das weiße Fett langsam aber sicher in Wärme zu verwandeln und damit im wahrsten Sinne des Wortes abzuschmelzen!

Eine Möglichkeit, um Mitos zur Reparatur von Schäden anzuregen, ist **Spermidin**, ein Stoff, der reichlich in Weizenkeimlingen und -keimöl, in hartem Käse und in Hülsenfrüchten steckt. Setzen Sie diese Lebensmittel regelmäßig auf Ihren Speiseplan. Wenn Sie das alles nicht mögen, gibt es auch die Möglichkeit, Spermidin als Nahrungsergänzung einzunehmen.

Die Dinge, die den Mitos zu schaffen machen können, sollten Sie hingegen meiden oder wenigstens reduzieren, z. B. **Umweltgifte**. Wir sind ständig ungesunden oder sogar richtig giftigen Substanzen ausgesetzt: Abgase und Rauch jeder Art, Pflanzenschutzmittelreste, Tiermedikamente und andere Rückstände sowie Konservierungsstoffe im Essen oder in der Kosmetik, Ausdünstungen aus Möbeln, Putzmitteln, chemisch behandelter Kleidung und mehr. Für die Mitos sind vor allem solche Gifte problematisch, die fettig sind. Denn die vielen Membranen in den Mitos bestehen aus vielen fettigen Anteilen und da setzen sich dann gern die fettigen Gifte hinein und machen Probleme, indem sie z. B. die Energiegewinnung in den Mitos stören. Leider lassen sich diese Gifte nur schwer wieder aus den Membranen herauslösen. Besser wäre es, die Gifte daran zu hindern, überhaupt erst in den Körper zu gelangen. Meiden Sie also alles, was Ihnen Gifte bringen kann: Rauchen Sie nicht, versuchen Sie so oft wie möglich Biolebensmittel zu essen und Biokosmetik zu benutzen, meiden Sie Plastik, vor allem als Verpackung von Lebensmitteln oder als Teller oder Essbesteck, gehen Sie weg, wenn sich irgendwo Abgase ansammeln, waschen Sie neue Kleidung, bevor Sie sie anziehen etc. Man könnte auch sagen: Achten Sie einfach immer gut auf sich und Ihre Gesundheit. Ihre Mitos werden Ihnen dankbar dafür sein!

THERAPIESÄULE 7: EINEN GESUNDEN DARM FÖRDERN

2012 stellte der kanadische Gastroenterologe Ian Spreadbury, also ein Spezialist für den Verdauungstrakt, die These auf, dass sich das Metabolische Syndrom (und damit auch der Diabetes Typ 2) aus einer Fehlernährung mit weißem Mehl, Zucker und anderen raffinierten Industrielebensmitteln entwickelt. Seiner Ansicht nach fördern diese Lebensmittel im Darm die falschen Bakterien, wodurch dort ein entzündliches Klima entsteht. Deshalb seien von diesem Syndrom lange vor allem Menschen betroffen gewesen, die in den Industriestaaten leben, wo diese Nahrung üblich ist. Heutzutage ist diese schlechte Ernährung längst auch in ärmeren Staaten angekommen. Dort lässt sich aktuell beobachten, dass die Zahl der an Diabetes Typ 2 erkrankten Menschen immer weiter ansteigt. Dieser Arzt hatte also absolut recht!

Bestätigt wird seine Theorie auch von der Tatsache, dass sich ein Diabetes Typ 2 verbessern kann, wenn der Darm der Betroffenen leergespült wird und sie danach Darmbakterien eines Gesunden bekommen (Stuhltransplantation). Doch diese guten Effekte für die Gesundheit dauern nicht lange an, wenn die Ernährung nicht verändert wird. Das Essen beeinflusst stark, welche Bakterien den Darm besiedeln. Wird also weiter »Industriefraß«anstelle von natürlichen Lebensmitteln gegessen, bringt diese Behandlung nichts, die gesunden Bakterien verschwinden wieder und der Diabetes bleibt bestehen. Eine derartige Bakterienübertragung ist außerdem eine schwierige Sache, die nur in speziellen Krankenhäusern durchgeführt werden kann. Bisher ist es keine übliche Therapie.

Aber die Einnahme von Bakterien ist bereits üblich (allerdings zahlen dies die gesetzlichen Krankenkassen leider noch nicht). Eine Einnahme bestimmter Bakterien zusammen mit einer Ernährungsumstellung nach LOGI-Kost (s. S. 76ff) kann eine Menge bringen. Das zeigen Studien mit Diabetiker*innen: Ihnen wurden drei Monate lang zweimal täglich Bakterien zur Einnahme gegeben, die

Buttersäure (s. S. 64) bilden können und die die Schleimhaut im Darminneren zur Schleimbildung anregen (Akkermansia muciniphila). Zusätzlich bekamen sie einen Ballaststoff, der diesen Bakterien »schmeckt« (Inulin). Nach drei Monaten zeigte sich ein reduzierter Blutzuckeranstieg nach dem Essen und auch der HbA1c war deutlich gesunken.

In anderen Versuchen brachten verschiedene **Milchsäurebakterien** sehr gute Effekte (z. B. **Lactobacillus acidophilus, L. gasseri, L. salivarius** zusammen mit **Bifidobakterien**). Das Gute an Milchsäurebakterien ist, dass es sie bereits überall zu kaufen gibt. Sie können es also sofort ausprobieren: Lassen Sie sich in einer Apotheke beraten und achten Sie darauf, dass Ihr Probiotika-Produkt wenigstens zwei der hier genannten Lactobacillus-Arten und mindestens einen Bifidobakterium-Keim enthält und dass Sie pro Einnahme 5 bis 10 Milliarden Keime zu sich nehmen können. Die in der oben genannten Studie genutzten Bakterien (Buttersäurebildner und Akkermansia muciniphila) gibt es leider noch nicht zu kaufen. Doch das ist nicht weiter schlimm. Inzwischen weiß man, dass diese Bakterien von den Milchsäurebakterien »gefüttert« werden. Können Sie die Lactobacillus- und Bifidobakterium-Arten in Ihrem Darm ansiedeln (das passiert nach einer ein bis eineinhalb Jahre dauernden Probiotika-Behandlung), verbessern sich auch bald die Zahlen der schleimhautschützenden und -unterstützenden Bakterien im Darm! Allerdings nur unter der Voraussetzung, dass Sie ihnen immer genug vom richtigen Futter anbieten – also keine Industriekost, sondern ballaststoffhaltiges Essen mit viel Gemüse und so wenig Zucker, Weißmehl, Süßigkeiten oder Softdrinks wie möglich (möglichst gar nicht!). Und es gibt eine weitere gute Möglichkeit: Sie können in der ersten Zeit der Bakterientherapie zusätzlich **Buttersäure** direkt einnehmen, um an die vielen gesunden Effekte dieses Stoffes zu kommen (s. S. 67). Leider ist es nicht so leicht an Produkte mit Buttersäure heranzukommen. Fragen Sie in Apotheken nach, vielleicht kann Ihnen geholfen werden.

BEISPIELVERLÄUFE VON PATIENT*INNEN

Damit Sie sehen, wie gut die in diesem Buch vorgestellten Maßnahmen auch Ihnen helfen können, stellen wir Ihnen im Folgenden einige Patient*innen vor, die Ihnen den möglichen Erfolg zeigen und Sie ermuntern sollen, einen Versuch mit dieser Methode zu starten und durchzuhalten, denn es lohnt sich!

1. Beispiel: Patient, geb. 1954

Der Patient hatte, als er zu uns kam, bereits seit sechs Jahren einen Diabetes mellitus Typ 2. Sein Körpergewicht lag bei 104 kg, sein Blutdruck bei 180/110 Torr, sein Nüchtern-Blutzucker bei 181 mg/dl. Der Patient hatte Schmerzen in den Füßen und Beinen, sodass er höchstens noch 15 Minuten gehen konnte. Seine Empfindlichkeit an den Großzehen lag nur bei 2/8 (Norm 8/8). Nachts fiel ihm das Atmen sehr schwer und er hatte Atemaussetzer. Er bekam folgende Medikamente und Therapien:

1. Metformin zur Blutzuckersenkung
2. Medikament gegen seinen Bluthochdruck (ACE-Hemmer)
3. Entwässerungsmittel, um den Bluthochdruck zu senken (führt zu Vitamin-B_1-Mangel, erhöht Harnsäure)
4. Medikament gegen Sodbrennen und saures Aufstoßen (erhöhen Risiko für Magenkrebs, Demenz, Sterblichkeit allgemein, Nierenschwäche)
5. Zwei Medikamente gegen rheumatische Beschwerden (Metotrexat und Indometazin), sie hemmen ein Enzym der Phase 2 (Zitronensäurezyklus) der Energiegewinnung und führen zu Krampfadern in der Magenschleimhaut
6. Ein unterstützendes Beatmungsgerät für die Nacht

Wir haben umfangreiche Laboruntersuchungen bei diesem Patienten machen können. Gefunden haben wir z. B. eine erhöhte Milchsäure im Blut, teilweise deutliche Vitamin- und Mineralstoffmängel und nur extrem wenig vom Energieträger ATP. Seine Energiegewinnung war also sehr schlecht. Dagegen zeigte er nur einen geringen Mangel an Magnesium und Kalium.

Von uns bekam er daher folgende Therapie:

Ernährungsumstellung zu LOGI-Kost (s. S. 76ff) und an Nahrungsergänzungen täglich: Vitamin B_{12} 500 µg, Biotin 2,5 mg, Folsäure 400 µg, Benfotiamin (= Vitamin B_1) 150 mg, Riboflavin (= Vitamin B_2) 200 mg, Magnesium und Kalium morgens je 300 mg, Vitamin D 2.000 IE, Ubiquinol 100 mg. Außerdem empfahlen wir ihm, mit ein wenig Bewegung im Sitzen zu beginnen und jeden Tag ein bisschen zu steigern. Seine Medikamente sollte er weiter einnehmen.

Nach 16 Wochen mit dieser Therapie konnte der Patient alle Medikamente endgültig absetzen. Er hatte von 104 auf 92 kg abgenommen und einen normalen Blutdruck. Sein Nüchtern-Blutzucker lag bei 120 mg/dl, war also noch leicht erhöht, aber die Fette im Blut (Triglyceride) waren normal wie auch seine AGEs. Er konnte wieder ohne Schmerzen laufen. Auch die Empfindlichkeit seiner Großzehen war wieder normal. Das Beatmungsgerät brauchte er nachts nicht mehr. Seine Blutwerte waren alle verbessert, die meisten lagen im oder nahe am Normbereich.

Der Patient sagte, es sei ein Wunder. Wir sagen, die Energiegewinnung in seinen Zellen wurde mit einfachen Mitteln wiederhergestellt und seine Gesundheit damit wieder möglich. Jetzt muss er keine Medikamente mehr einnehmen, die ihm zusätzlich geschadet haben. Aber er muss seine gesunde Ernährung beibehalten und bestimmte Nahrungsergänzungen täglich einnehmen.

2. Beispiel: Patient, geb. 1956

Dieser Patient hatte bereits einen Diabetes mellitus Typ 2 mit Folgeschäden der Nerven in Armen, Händen, Füßen und Beinen (axonale Polyneuropathie). Er zeigte gesteigerte Reflexe und Störungen der Feinmotorik (spastische Parese) und hatte eine Hohlraumbildung im Rückenmark der Brustwirbelsäule (BWS-Syringomyelie). Seine Empfindlichkeit der Großzehen zeigte 2/8 (Norm 8/8) und eine spezielle Testung der Augen eine stark verlangsamte Verarbeitung im Sehnerv (P-100-Latenz = 117 msec, Norm bis zu 10 msec).

Sechs Monate zuvor hatte der Patient eine leicht erhöhte Harnsäure und einen etwas erniedrigten Phosphatwert gehabt. Da er aber anderswo in Behandlung war, wurde das nicht beachtet. Dann kam ein Gichtanfall hinzu. Der Patient kam damit zu uns. Wir stellten fest, dass sich die beiden Blutwerte deutlich verschlechtert hatten (Harnsäure: 8,2 mg/dl (Norm bis 6,5mg/dl); Phosphat: 0,53 mmol/l (Norm 0,8–1,5mmol/l). Wir verordneten ihm dreimal 20 g Ribose und zweimal 500 mg Phosphat jeden Tag. Alles andere lehnte er ab. Die Harnsäurewerte sanken schnell, die Gicht war erledigt. Doch den Diabetes und seine Folgeerkrankungen trägt er weiter mit sich herum, weil er unsere weitergehende Therapie und die Ernährungsumstellung ablehnte.

Beispiel: Patientin, geb. 1952

Die Patientin war adipös, litt seit vielen Jahren schon unter Diabetes mellitus Typ 2 mit Metabolischem Syndrom, wechselnden und wandernden Schmerzen im gesamten Körper (Fibromyalgie), chronischem Müdigkeitssyndrom (CFS), und sie vertrug starke Gerüche nicht (Chemikalienempfindlichkeit). Sie nahm aktuell 18 verschiedene Medikamente ein, von mehreren Ärzten verordnet: Darunter Metformin sowie Cholesterinhemmer, Blutdrucksenker, Entwässerungsmittel, Schmerzmittel u. a. Wir machten einige Laboruntersuchungen, die Probleme mit den Mitos zeigten sowie bereits bestehende Muskelerkrankungen, Nervenzellschäden, Polyneuropathien, eine starke Erschöpfung der Vitamin B_{12}-Reserven und andere Vitamin- und Mineralstoffmängel. Unsere entsprechend der Laborergebnisse zusammengesetzte Behandlung mit Ernährungsumstellung und Nahrungsergänzungen sowie den Hinweisen auf weniger Stress, besseren Schlaf u. a. führte im Verlauf der nächsten vier bis sechs Monate zur Besserung ALLER Symptome. Anschließend brauchte die Patientin KEINES der oben genannten Medikamente mehr.

4. Beispiel: Patientin, geb. 1963

Die Patientin hatte ihren Diabetes mellitus Typ 2 seit zwei Jahren und nahm Metformin, Cholesterinsenker und β-Blocker ein. Zu uns kam sie, weil sie sich »irgendwie nicht gut fühlte damit«. Unsere Behandlung: LOGI-Kost plus Benfotiamin und alpha-Liponsäure, mehr nicht. Es waren aufgrund der finanziellen Lage der Patientin keine Blutuntersuchungen möglich. Daher wurde auch auf zusätzliche Nahrungsergänzungen verzichtet. Dennoch trat der Erfolg ein: Nach knapp vier Monaten konnten die Medikamente abgesetzt werden und ihr Blutzucker blieb nachhaltig stabil.

Die Verläufe gleichen sich: Wird die Ernährungsumstellung beachtet und der behinderte Energiestoffwechsel behandelt, können Erfolge bis hin zur Symptomfreiheit erreicht werden. Werden sie nicht beachtet, macht der Diabetes seine leider zu gut bekannte »Karriere«.

Dazu das 5. Beispiel: Patientin, geb. 1952

Die adipöse Patientin litt unter Diabetes mellitus Typ 2, Bluthochdruck, erhöhten Fett- und Cholesterinwerten und außerdem unter häufigem Herzjagen und nächtlichen Atemstillständen (Beatmungsgerät erforderlich). Wir empfahlen, die Ernährung auf LOGI-Kost umzustellen und Nahrungsergänzungen einzunehmen. Ihre Blutwerte zeigten klar eine schlechte Energiegewinnung durch Hemmung der PDH. Doch die Patientin kam gegen ihre Süßhungerattacken nicht an und ließ sich nicht auf die Umstellung ein. Stattdessen erlitt sie aufgrund einer massiven Süßigkeiten-Essattacke eine Entgleisung ihres Stoffwechsels und landete im Krankenhaus. Es kam, was kommen musste: Obwohl sie laut unserer Blutuntersuchungen noch viel

Insulin produzierte (daher auch ihre Gier nach Süßem), bekam sie Insulin gespritzt, nahm zusätzlich Metformin und sieben weitere Medikamente, die Ihren Blutzucker, ihren Bluthochdruck und ihre Blutfette verbessern sollten. Das taten sie aber nicht. Nun kam die Patientin wieder zu uns: Ihr Gewicht war noch weiter angestiegen, sie hatte inzwischen massive Muskelschmerzen, konnte keine Treppe mehr steigen, und ihr Konzentrations- und Denkvermögen hatte sich stark verschlechtert. Die Frau riss sich zusammen und versuchte es nochmal mit der LOGI-Kost. Aber sie verabreichte sich selbst weiterhin das Insulin. Das hielt die starke Gier nach Süßem hoch. Die Patientin schaffte es nicht und gab auf. Bei ihr ist – auch dank der schulmedizinischen »Therapie« – der gesundheitliche Ruin vorgezeichnet.

GEWINNEN SIE IHRE THERAPEUT*INNEN UND GEWINNEN SIE SELBST!

Leider lernen Ärzt*innen und Heilpraktiker*innen in ihren Ausbildungen und ihrem Studium nicht viel über Vitamine, Mineralstoffe, Spurenelemente etc. Sie lernen aber sehr viel über Krankheiten und die Medikamente, die zu deren Behandlung zur Verfügung stehen. Daher ist die Gabe von Medikamenten in ihren Augen die ausschließlich richtige Behandlung bei Erkrankungen. Sie haben es nicht anders gelernt. Über die Abläufe des Stoffwechsels in den Zellen, und zu welchen Problemen speziell Störungen in den Mitochondrien führen können, darüber lernen sie so gut wie nichts. Und deshalb sind sie erst einmal skeptisch, wenn jemand behauptet, viele Krankheiten – auch Diabetes mellitus Typ 2 – könnten einfach mit ein paar »Nahrungsergänzungen« geheilt werden.

Richtig ist aber auch, dass viele Therapeut*innen oft nicht richtig glücklich mit ihrer Arbeit sind, weil sie ihren Patient*innen mit Medikamenten eben oft doch nicht wirklich helfen können. Sie begleiten sie eher und beobachten dabei deren Krankheitskarrieren, die speziell beim Diabetes immer weiter in Herz- und Gefäßerkrankungen, in Demenz, Augen- und Nierenproblemen oder gar Amputationen münden.

Sprechen Sie mit Ihren Therapeut*innen darüber, dass Sie selbst nicht wirklich mit den Ergebnissen Ihrer bisherigen Therapie zufrieden sind. Dass Sie sich Ihr Leben anders vorstellen und gern einen neuen Versuch starten würden, um den Verlauf zu verbessern. Machen Sie Ihre Therpeut*innen zu Ihren Verbündeten! Erzählen Sie, dass Sie in diesem Buch von den Diabetesfällen eines erfahrenen Arztes gelesen haben und dieser von seiner etwas anderen Methode berichtet, die sehr erfolgreich ist. Und dass diese Methode die Möglichkeit bietet, sich beim Abnehmen durch Veränderungen im Stoffwechsel helfen zu lassen – mit ganz einfachen Mitteln, nämlich, indem der Teufelskreis aus Insulinresistenz und Blutzucker unterbrochen und den Zellen das gegeben wird, was sie unbedingt brauchen, um aus dem Blutzucker optimal Energie zu bilden, wie es in gesunden Zellen vorgesehen ist.

Fragen Sie Ihre Therapeut*innen, ob sie Sie bei Ihrem Versuch unterstützen und mit Blutuntersuchungen helfen werden. Sie müssen überzeugt sein, dass Sie es versuchen wollen, dass diese Methode einen Versuch wert ist – und das zeigen die oben vorgestellten Fälle ja eindeutig! Wenn Sie es schaffen, ist Ihnen mit einer besseren Gesundheit geholfen. Und ihre Therapeut*innen profitieren auch, denn sie erleben endlich einmal einen positiven Krankheitsverlauf. Und das kann sogar dann passieren, wenn es sich in ihren Augen um einen eher »hoffnungslosen Fall« handelte. Vielleicht kann Ihr Erfolg ja sogar bewirken, dass auch andere Diabetiker*innen in Zukunft mit dieser Methode von Ihren Therapeut*innen behandelt werden.

Wenn Ihre Therapeut*innen bereit sind, besprechen Sie mit ihnen, ob Sie eine Fastenkur als Einstieg nutzen können oder ob ein Intervallfasten oder »nur« die Ernährungsumstellung für Sie die bessere Lösung ist. Bitten Sie um eine Blutabnahme, um den aktuellen Stand Ihres Diabetes festzuhalten (Nüchtern-Blutzucker und HbA1c und ggf. Triglyceride und Cholesterin). Es ist Ihr Startpunkt für Ihre neue Therapie. Gleichzeitig können Sie ja auch die Blutuntersuchungen auf Mineralstoffe und Spurenelemente aus Vollblut (s. S. 36) ansprechen und die Kosten dazu klären. Und noch etwas: Besprechen Sie auch die Erwartung, dass Sie wahrscheinlich bald Ihre Medikamente schrittweise und langsam reduzieren und irgendwann absetzen können und bitten Sie um Begleitung dabei. Es kann sein, dass Ihre Therapeut*innen skeptisch reagieren. Bleiben Sie dennoch am Ball. Berichten Sie von den Fällen in diesem Buch und beschreiben Sie die Zusammenhänge zwischen Diabetes und dem Energiestoffwechsel, die darin vorgestellt werden. Sichern Sie Ihren Thera-peut*innen zu, dass Sie Ihre Medikamente zu Beginn wie bisher weiter einnehmen und nicht eigenmächtig absetzen werden, sondern dass Sie dabei immer auf die nächsten Laborergebnisse und die Einschätzung der

Therapeut*innen warten werden, um nur dann angemessen zu reduzieren, wenn die Blutwerte das auch wirklich erlauben.

Wenn Sie verständnisvolle, interessierte und vor allem an Ihnen interessierte Therapeut*innen haben, werden Sie die Unterstützung bekommen, die Sie brauchen. Sollten diese nicht zu überzeugen sein, dass es sich lohnt, diesen Versuch zu unternehmen, müssen Sie sich allein auf den Weg machen und wie oben beschrieben, Ihre Ernährung umstellen und versuchen, Ihre Vitamin- und Mineralstoffmängel mit den dort angegebenen niedrigen Mengen Nahrungsergänzungen auszugleichen. Sie können auch allein ans Ziel kommen, aber der Verlauf ist weniger vorherzusehen. Eines Tages werden Ihre Therapeut*innen dann wahrscheinlich erstaunt sagen, dass Sie ihre Medikamente reduzieren oder irgendwann sogar absetzen können und werden von Ihnen wissen wollen, wie Sie das geschafft haben!? Dann können Sie erzählen, was Sie getan haben oder einfach dieses Buch überreichen, denn Sie brauchen es dann ja nicht mehr, weil Sie wieder gesund sind und sich die ehemals ungewohnte Ernährung inzwischen für Sie ganz normal anfühlt. Dann wird es auch soweit sein, dass Ernährungsausrutscher nicht mehr so schlimm sind. Wenn sie nicht zu oft passieren, werden Sie keine Probleme damit haben.

Wenn Sie über Nahrungsergänzungen, Mitochondrien, Krankheiten und diese spezielle Therapie mehr wissen wollen, lesen Sie doch unsere anderen Bücher zur Mitochondrien-Therapie. Sie ist in der Lage, aus dem Dilemma vieler Krankheiten herauszuführen:

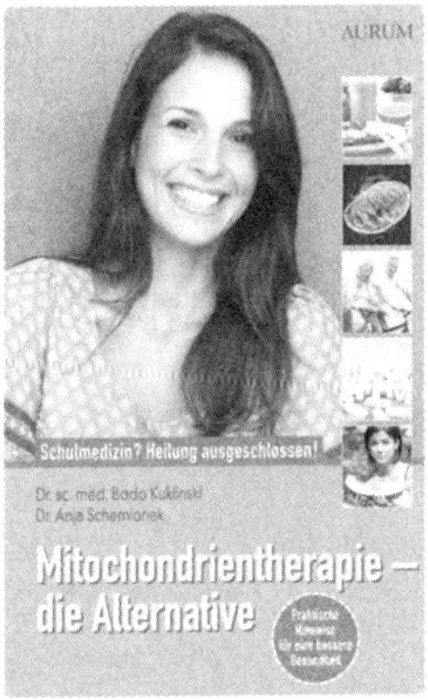

Mitochondrientherapie – die Alternative
Dr. sc. med. Bodo Kuklinski und Dr. rer. nat. Anja Schemionek
erschienen im Aurum-Verlag

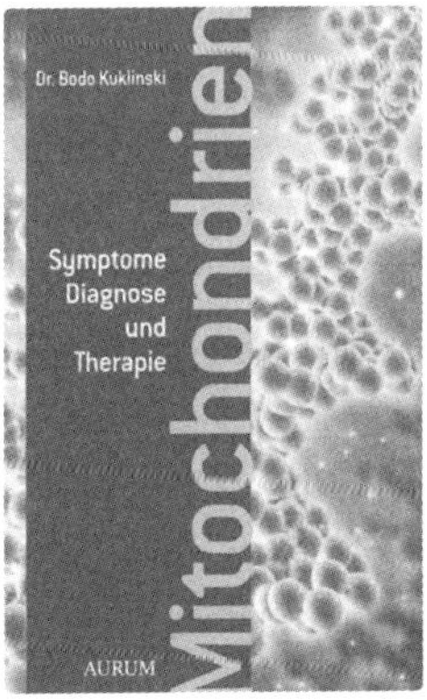

Mitochondrien – Symptome, Diagnose und Therapie
Dr. sc. med. Bodo Kuklinski
erschienen im Aurum-Verlag

ABKÜRZUNGEN UND FACHBEGRIFFE

Abk.	Fachbegriff	Bedeutung	S.
ADP	Adenosindiphosphat	Energiearme Energiewährung, wieder aufladbar; zentrale Rolle in allen Stoffwechselprozessen	23
AGEs	Advanced Glycation Endproducts	Verzuckerungen durch zu hohen Blutzucker (z. B. HbA1c) oder durch stark erhitztes Essen (Grillen etc.); gelten als Auslöser für Gefäßschäden (Spätfolge des Diabetes)	59
AMP	Adenosinmonophosphat	Energielose Energiewährung, muss abgebaut werden	23
	Arteriosklerose	Gefäßverkalkung, verstopfte, enge Blutgefäße	17
	Atmungskette	Phase 3 der Energiegewinnung in den Mitochondrien	21
ATP	Adenosintriphosphat	Energiewährung des Körpers, wird vor allem in den Mitochondrien hergestellt	23
β-Zellen	Betazellen der Bauchspeicheldrüse	produzieren Insulin	12
	Buttersäure	Kurzkettige Fettsäure, die von Darmbakterien gebildet wird; dient Darmzellen als Nahrung	64
CO_2	Kohlendioxid	Gas, das beim Abbau der Glukose zu Energie entsteht und ausgeatmet wird	11

Abk.	Fachbegriff	Bedeutung	S.
CoA	Acetyl-Coenzym A (Acetyl-CoA)	aktiviert die 2er-Perlenkette beim Zwischenschritt	31
CFS	Chronisches Müdigkeitssyndrom	Chronische Erschöpfung, die durch Schlaf nicht verbessert wird	57
	Enzym	Eiweiß in der Zelle, das spezielle Umsetzungen möglich macht (katalysiert)	30
	Fruktose	Fruchtzucker, besonders ungesunder Zucker	79
	Glukoneogenese	Vorgang in der Leber, um Glukose zur Energieversorgung des Körpers neu zu bilden	18
	Glukose	Traubenzucker	20
	Glykogen	Speicherform für Glukose in der Leber, wird frei, wenn Blutzucker unter normal sinkt	18
	Glykolyse	Phase 1 der Energiegewinnung	21
GSH	Glutathion	Wichtigstes Antioxidans des Körpers gegen oxidativen Stress, unterstützt die Entgiftung	51
HDL	Transporter für Cholesterin	Lipoprotein, das Cholesterin aus dem Körper zur Leber zurück transportiert	18
IE	Internationale Einheiten	Manche Vitamindosierungen werden in IE angegeben (z. B. Vitamin D)	88
	Insulinresistenz	Nicht-Reagieren der Zellen auf Insulin	12

Abk.	Fachbegriff	Bedeutung	S.
	Intervallfasten	Phasen, in denen gegessen wird, und Phasen ohne Essen wechseln sich jeden Tag regelmäßig ab; zwischen den einzelnen Mahlzeiten liegt eine bestimmte Stundenzahl, in denen nichts zu sich genommen wird	73
	Kofaktor	Meist Vitamine oder Metalle, die Enzyme unbedingt brauchen, um arbeiten zu können	35
	Laktat	Milchsäure, entsteht bei blockiertem PDH-Zwischenschritt	22
LDH	Laktatdehydrogenase	Enzym, das aus Pyruvat Milchsäure (Laktat) herstellt	34
LDL	Transporter für Cholesterin	Lipoprotein, das Cholesterin aus der Leber in den Körper transportiert	18
LOGI	Low Glycemic Index	Ernährung mit Lebensmitteln, die den Blutzucker nur geringfügig erhöhen	76
	Low Carb	Ernährung mit sehr wenigen Kohlenhydraten	76
	Membran	Abtrennung in Zellen, sehr fetthaltig	18
	Metformin	Medikament, das bei Diabetes Typ 2 oft verschrieben wird	44

Abk.	Fachbegriff	Bedeutung	S.
	Milchsäure	Laktat, entsteht reichlich, wenn der PDH-Komplex behindert ist und die Energiegewinnung nicht optimal ablaufen kann	22
Mito	Mitochondrium	Energiekraftwerk der Zellen	26
NO	Stickstoffmonoxid	Gas, das im Körper u. a. hilft, die Blutgefäße zu weiten. Kann aber auch ein Radikal sein und schaden (nitrosativer Stress)	49
NSE	Neuronenspezifische Enolase	Anzeiger für geschädigte Nerven	15
O_2	Sauerstoff	Gas, das wir zum Leben und für die Energiebildung unbedingt brauchen	20
	Oxidation, oxidieren, oxidativer Stress	Rosten, ranzig werden, schädigt Zellen und alles, was darin ist	19
	Peroxinitrit	Entsteht, wenn oxidativer und nitrosativer Stress gleichzeitig auftreten, ist ein langlebiges Radikal und kann immense Schäden in Zellen anrichten	56
	Polymorphismen	Genvarianten von Enzymen, die die Aktivität des Enzyms verändern	54
	Pyruvat	Brenztraubensäure, 3er-Perlenkette, das Ergebnis der Glykolyse (Phase 1)	28

Abk.	Fachbegriff	Bedeutung	S.
PDH	Pyruvat-Dehydrogenase	Zwischenschritt zwischen Glykolyse und Zitronensäurezyklus (Phase 1 und 2), verkürzt Pyruvat um eine »Perle«, bei Diabetes meist blockiert	31
Q_{10}	Coenzym Q10/ Ubichinon/Ubichinol	Bestandteil der Atmungskette und wichtiges Antioxidans für die Membranen etc.; kann vom Körper selbst hergestellt werden	40
	Ribose	Zucker, der Bestandteil von ATP, ADP, AMP und auch des genetischen Materials ist	81
RNS	Stickstoffradikale	Siehe NO	49
ROS	Sauerstoffradikale	Siehe oxidativer Stress	51
SOD	Superoxiddismutase	Enzym, das Sauerstoffradikale entfernt und so gegen oxidativen Stress wirkt	51
VLDL	Transporter für Cholesterin	LDL-Cholesterin-Art, die sich besonders stark in Gefäßen ablagert	19
	Zellplasma oder Zytoplasma	Das gelartige Innere einer Zelle	25
	Zitronensäurezyklus	Phase 2 der Energiegewinnung	38f

STICHWORTREGISTER

Wie hat Ihnen das Buch gefallen?
Teilen Sie gerne Ihre Meinung mit uns!

https://www.kamphausen.media/diabetes-typ-2/t-9783958835894

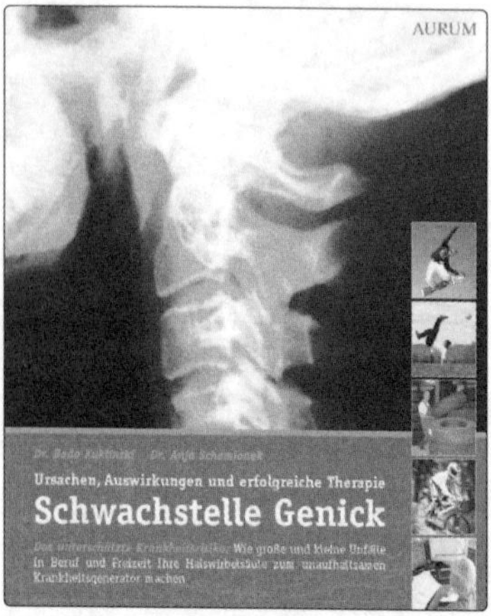

Dr. Bodo Kuklinski
Dr. Anja Schemionek

SCHWACHSTELLE GENICK

Ursachen, Auswirkungen und erfolgreiche Therapie

112 Seiten · Broschur

978-3-89901-075-6

Wie fühlt sich Ihr Nacken an? Knirscht und knackt er oft? Wird Ihnen schwindelig oder gar schwarz vor Augen, wenn Sie den Kopf stark drehen? Dann sind Sie vielleicht auch »so ein Fall« mit der »Schwachstelle Genick«! Darum sollten Sie sich unbedingt kümmern, denn sie ist ein Krankheitsgenerator, beeinflusst auf verschiedene Weise Ihren Körper und kann zu massiven gesundheitlichen Problemen führen.
Die Autoren stellen die Ursachen und Wirkungen des geschädigten Nackens verständlich dar und zeigen den Weg hinaus aus »der Krankheitsfalle« über die Drei-Säulen-Therapie. Eine große Hoffnung für viele, denen kein Arzt und keine Therapie bisher wirklich helfen konnten!

AURUM

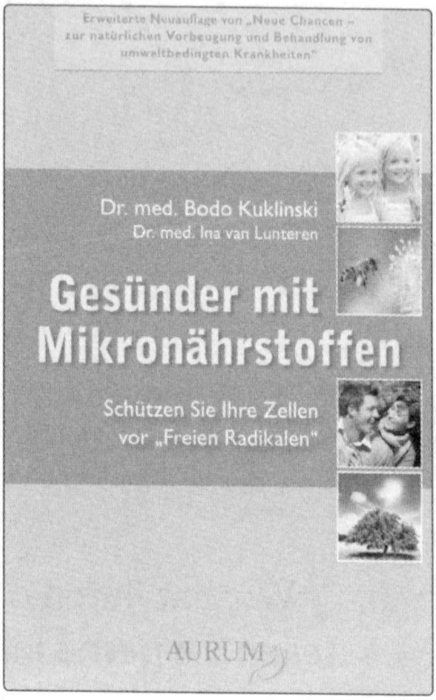

Dr. Bodo Kuklinski
Ina van Lunteren

GESÜNDER MIT MIKRONÄHRSTOFFEN

Schützen Sie Ihre Zellen vor »Freien Radikalen«

376 Seiten · Broschur

978-3-89901-386-3

Mit großer Fachkenntnis vermitteln Bodo Kuklinski und Ina van Lunteren dem Leser Hilfe zur Selbsthilfe und zeigen einen eigenverantwortlichen Umgang mit Vitaminen, Mineralien und Spurenelementen, die helfen können, Umweltgifte zu neutralisieren und den Körper gesund und vital zu erhalten. Ein wichtiges Buch, welches neue, nebenwirkungsfreie und für den Patienten kostengünstige Möglichkeiten eröffnet.

AURUM

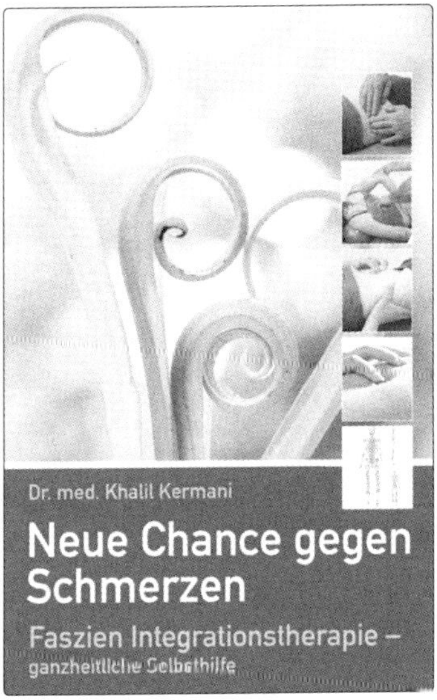

Dr. med. Khalil Kermani

NEUE CHANCE GEGEN SCHMERZEN

Faszien Integrationstherapie – ganzheitliche Selbsthilfe

224 Seiten · Broschur

978-3-89901-806-6

Faszienselbstbehandlung – Leicht gemacht!

Die Faszien-Integrationstherapie (FIT) ist eine einfache Methode, die über die Faszien und deren Verbindung zum Nabel harmonisierend in die Regulation des Körpers eingreift. Mit einfachen, gezielten Massagegriffen werden Blockaden aufgelöst und Heilung auf vielen Ebenen angeregt.
Um sie zu erlernen, brauchen Sie nicht viel Wissen zu Anatomie und keine Erfahrung in der Körpertherapie. Es reicht, wenn Sie neugierig und einfühlsam sind und sich und andere gut beobachten können. Den Rest erfahren Sie in diesem Buch.

AURUM

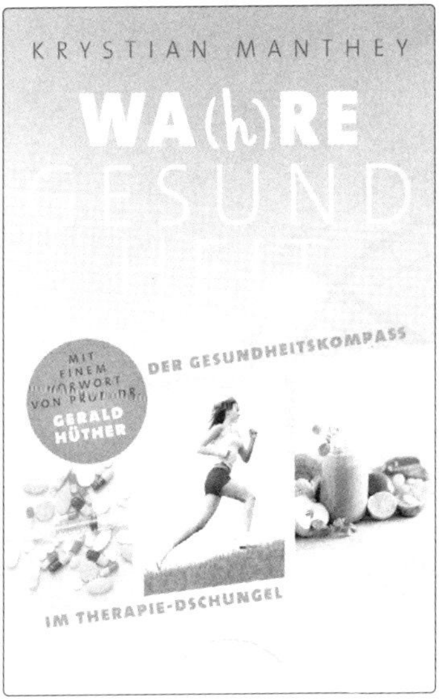

Krystian Manthey

WA(H)RE GESUNDHEIT

Der Gesundheitskompass im Therapie-Dschungel

368 Seiten · Hardcover

978-3-95883-543-6

Volkskrankheiten verstehen, vorbeugen und heilen

Die Wenigsten haben das Glück, bei bester Gesundheit alt zu werden. Trotz regelmäßigen Sports plagten Krystian Manthey jahrelang quälende und alltagseinschränkende Rückenschmerzen – beginnend im Alter von 14 Jahren. Genervt vom ergebnislosen Ärztemarathon ergreift er Eigeninitiative.
In verständlicher Sprache beschreibt der Medizinredakteur die Mechanismen, die uns krank oder gesund machen, und gibt praktische Alltagshilfen, Übungen, Recherche-Tipps und Wegweiser für ein gesünderes Leben an die Hand.

jkamphausen